王陇德总主编 健康9元书系列

便秘走开 轻松常在

刘仍海 孙连祺 玄权哲 编 著

U0299106

金盾出版社

内 容 提 要

本书以通俗的语言告诉读者便秘相关知识，与便秘相关的排便生理、病理和解剖等，中医对便秘的认识，中西医治疗方法，便秘的危害，以及便秘的预防和饮食调养等。让患者知道得了便秘怎么办，是否看医生，去哪就医，如何配合医生的治疗，做到心中有数，明明白白就医，轻轻松松消除便秘。

图书在版编目(CIP)数据

便秘走开　轻松常在/刘仍海，孙连祺，玄权哲编著．-- 北京：金盾出版社，2012.5
（健康9元书系列/王陇德总主编）
ISBN 978-7-5082-7633-5

Ⅰ.①便…　Ⅱ.①刘…②孙…③玄…　Ⅲ.①便秘—防治　Ⅳ.①R574.62

中国版本图书馆 CIP 数据核字(2012)第 081743 号

金盾出版社出版、总发行
北京太平路5号**(地铁万寿路站往南)**
邮政编码：100036　电话：68214039　83219215
传真：68276683　网址：www.jdcbs.cn
北京燕华印刷厂印刷、装订
各地新华书店经销
开本：787×930 1/32　印张：3.5　字数：50千字
2012年5月第1版第1次印刷
印数：1～50 000册　定价：9.00元
(凡购买金盾出版社的图书，如有缺页、
倒页、脱页者，本社发行部负责调换)

编 委 会

总 主 编
王陇德

副总主编
胡大一　瞿　佳　洪昭光　向红丁

编　委
（以姓氏笔画为序）

王爱华　向　阳　余　震　张文瑾

张秀华　杨新春　陈　伟　陈肖鸣

陈　浩　姚　鹏　贾福军　郭冀珍

高　珊　麻健丰　薛　延

序

随着经济的发展,时代的进步,医疗卫生水平的提高,我国疾病谱发生了很大变化,预防为主的观念也在变化。过去讲预防为主,主要是预防传染病,因为传染病是当时居民的主要死亡因素。近些年来,虽然传染病得到有效控制,可是脑卒中、冠心病、高血压、糖尿病等慢性病却成为影响居民健康的主要因素。2008年公布的"我国居民第三次死因抽样调查结果"显示,脑血管病已成为我国国民第一位的死亡原因,死亡率是欧美国家的4~5倍、日本的3.5倍,甚至高于泰国、印度等发展中国家。《中国心血管病报告2010》显示,目前全国有高血压患者2亿人,成为严重威胁我国人民健康的主要疾病。然而,我国人群高血压的知晓率、治疗率和控制率仅分别为30.2%、24.7%和6.1%,仍处于较低水平。高血压不仅是一个独立的疾病,也是脑卒中、冠心病、肾衰竭和眼底病变的主要危险因素。高血压患者还常常伴有糖尿病等慢性疾患。

当前,造成我国国民慢性疾病上升的主要原因有:

不健康的生活方式:除了平均寿命延长以外,另一个主要原因就是长期不健康的生活方式。不健康的生活方式助长了慢性病的高发和威胁。很多人长期大鱼大肉,摄入过多的热能,加之不良的生活习惯,如过量饮酒、吸烟、身体活动不足,导致肥胖、血管硬化等。这些都是慢性疾病的主要危险因素。

健康素养水平较低:人民的健康知识并未随着生活水平的提高而增多。中国健康教育中心(卫生部新闻宣传中心)公布的我国首次居民健康素养调查结果显示,我国居民具备健康素养的总体水平为6.48%,即每100人中仅有不到7人具备健康素养。本次调查就科学健康观、传染病预防、慢性病预防、安全与急救、基本医疗5类健康问题相关素养现状进行了分析。结果表明,慢性病预防素养水平最低,仅为4.66%。

养生保健中的误区:由于健康知识的不足,人们在养生保健中的误区也十分常见,如蛋黄里含有大量的胆固醇,血脂高的人群不能吃蛋黄;水果是零食,可吃可不吃;爬山是中老年人最好的锻炼;闻鸡起舞,中老年人晨练好处多等。这些误区不仅起不到保健的作用,而且可能造成对健康的损害。

由此可见,改变人们不科学的生活方式,提高群众的健康知识水平显得尤其重要。金盾出版社邀我组织编写一套防病治病和养生保健类的科普图书。《健康9元书系列》正是秉承了这一使命,将深奥的医学科学知识转化为通俗易懂的老百姓的语言,将科学的健康知识呈现给大家,正确指导群众的保健行为。《健康9元书系列》共50种,编写此套系列丛书的50余位作者中,既有胡大一、洪昭光、向红丁等一批全国知名的大专家,也有活跃在基层医院临床第一线的中青年专家。他们都拥有扎实的医学理论基础和丰富的临床经验。更为难能可贵的是,他们除了做好自己的医疗、教学和科研工作以外,都热衷于健康科普宣传工作,花费了大量的业余时间编写这套系列丛书。这套系列书从常见病的防治到科学的养生保健方法,从慢性疾病的营养配餐到心理保健,涉及面广,实用性强,让读者看得懂,学得会,用得上。希望通过《健康9元书系列》的出版,为我国民众的健康知识教育和健康水平的提高贡献一份力量。

中华预防医学会会长
中国工程院院士

2012 年 4 月于北京

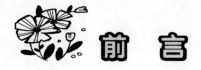 前　言

常言道"民以食为天"、"人是铁饭是钢，一顿不吃饿得慌"，充分强调了吃的重要性。人们对吃往往是了如指掌，然而，对于吃完之后的必然结果——排泄，就知之甚少了。如果"进口"量多，"出口"量少，出现了"贸易逆差"或是从"进口"到"出口"运行不畅、堵塞不通，就是我们所要说的便秘了。曾有一个病人来看病时说："饭可以不吃，便不能不排。"也许，这是患者的真实感受。便秘患者不仅自我感觉非常痛苦，而且还会引起许多不良后果，长期便秘还会出现严重的精神症状，甚至有"不想活了"的想法。因此，无论是医者还是患者，都要重视便秘的"防"和"治"。

人们对于便秘的认识有所不同，有人说大便干是便秘，有人说大便难是便秘，也有人说大便少是便秘。到底什么是便秘？大便是什么东西？便从何而来？如何排便？便秘怎样预防？如何就医等。本书将以通俗的语言给大家一个答案。让我们不仅要知道"吃"，而且要学会"拉"，请便秘走开，让轻松常在。

王烁为本书绘制插图，在此表示感谢。

刘仍海

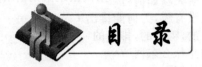

目　录

一、什么是便秘

1. 便秘是一种症状

便，是指粪便；秘，音"bì"同"闭"，意是闭塞不通。《辞海》对便秘的解释为"排便次数少，粪便干燥"。《现代汉语词典》解释为"粪便干燥，大便困难而次数少的症状，也作便闭"。从医学上讲，便秘包括了排便间隔时间延长、粪便干结、排便时间延长、排便困难、每次排便量少、排便不尽等症状。由于便秘的概念比较复杂，目前尚无统一标准。因此，我们对便秘的理解要知道以下几点：便秘是一种特殊的症状，有多种表现，了解原有的排便习惯，如原来是每天一次，突然3天一次，可能是便秘，如果从来就是3天一次，可以认为不是便秘；要注意病程的长短，如果偶然一次大便干，不能说明什么问题，如1个月大便干，就应加以重视了。

2. 便秘是病吗

便秘不是病，而是多种疾病的共同症状，对不同的病人有不同的含义。包括：大便量太少、太硬、排出困难；便秘合并一些症候群，如不能用力排便、直肠胀感、排便不完全感或需用手法帮助；7天内排便次数少于2～3次。如果说便秘是疾病，往往指的是功能性便秘。但是，中医与西医不同，往往会把一个症状作为一个疾病，中医学所说的便秘，就是作为一个疾病来看待。

3. 掉在马桶里带响声的粪便

人们常说,大便干,到底多干,有的患者形容大便掉在马桶里能发出"当啷"的响声,说明大便干到极致。从医学上讲,形容大便干时表达为如粪球或干如羊屎等。国际上有一个通用的形态标准,叫做Bristol粪便性状量表,它把粪便形状分为7种类型,从1型到7型,从干到稀:1型描述为硬块状便为坚果状(不易排出);2型描述为腊肠状但成块;3型描述为腊肠状但表面有裂缝;4型描述为腊肠状平滑软便;5型描述为有明确边界的软团状物(易于排出);6型描述为整齐边缘的松散片状物、糊状便或水样便;7型描述为没有固体成分,完全是液体(图1)。

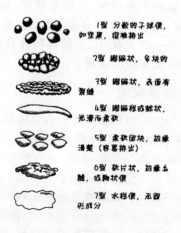

图1　Bristol 粪便性状量表

4. 多少次大便是正常的

多少次大便是正常的没有一个统一的标准,一般来讲,每周少于 3 次或排便次数少于 3 天一次时称为排便次数少,但也不是绝对的,要根据患者平时的排便习惯来定。

5. 马桶上的烦恼

排便困难是指排便时,患者感到费力,排不出,粪便可干结也可不干。排便时间过长,一般要超过 5 分钟。有的患者需要用手抠或用开塞露、灌肠或洗肠方法协助排出,这些情况都可叫做排便困难。

6. 排便不畅,意犹未尽

排便不尽是指患者排便后,意犹未尽,仍有便意,但排不出。可见以下几种情况:①排便后,直肠腔内仍有粪便,不能排尽,出现排便不尽的症状。②有时是肛门直肠炎症或其他因素刺激,便意明显,没有粪便。③一部分患者是直肠敏感度过高,有一点粪便残留就便意明显,但因量少不能排出,而出现排便不尽的感觉,这种患者临床上也不少见,患者自觉非常痛苦。④还有一部分患者是心理因素所致。

7. 便秘分几种类型

由于便秘是一个复杂的症状,临床上有多种分类方法。根据发病的原因可分为功能性便秘和器质性便秘;又可分为原发性便秘和继发性便秘。

8. 什么是器质性便秘与功能性便秘

器质性便秘是指大肠及肛管本身的解剖异常和

器质性病变或肠外脏器病变使肠道受压,造成粪便运行缓慢或排出受阻。器质性便秘根据便秘在此类疾病中处于主要症状和次要(伴随)症状的不同,实际上可以分为两种类型,即便秘为主要症状的器质性便秘和便秘为次要症状的器质性便秘。后者本质上不属于便秘的诊疗范畴。

功能性便秘是指患者临床表现主要为便秘,缺乏其他特征性,经过各种检查仍不能查出器质性疾病。

9. 什么是原发性便秘与继发性便秘

原发性便秘是指无器质性病变,又无明显的原因而出现的便秘。继发性便秘又可叫做症状性便秘,是指继发于某种疾病或有明显的原因而出现的便秘。

10. 什么是结肠慢传输便秘与出口梗阻型便秘

结肠慢传输便秘是指由于各种原因导致结肠运输缓慢,粪便不能如期到达直肠肛门部而出现的便秘。出口梗阻型便秘是指粪便能够如期到达直肠肛门部,但不能够正常排出的便秘。比如,汽车在路上出现了塞车,相当于结肠慢传输;如路上没有塞车,而进大门时堵了,相当于出口梗阻型。这两种便秘有时同时存在,称为混合型便秘。

11. 什么是急性便秘与慢性便秘

近期突然发生的便秘称急性便秘,包括暂时性功能性便秘和症状性便秘。暂时性功能性便秘多由于生活环境的突然改变、一时性的情绪抑郁、进食过少等因素引起,一旦病因消除,便秘可自行痊愈。症状性便秘属于器质性便秘,常常突然发病,一般由疾病引起,如肠梗阻、急性腹膜炎、中毒性肠麻痹、脑血管意外等,起病急骤,伴有明显的较为严重的全身症状,这种情况应及时诊断与处理。

长时期的反复发作的或持续的便秘称为慢性便秘。尚无明确的时间界限,一般定为 3 个月。慢性便秘既可以是器质性便秘,也可以是功能性便秘。慢性便秘由于其便秘发生时间较长,对人体的危害较大,可以严重影响病人的生活质量,也可造成严重的后果。

12. 什么是弛缓型便秘与痉挛型便秘

因肠壁肌神经丛兴奋性低下、肠壁张力减弱、肠内容物通过迟缓所导致的便秘,称为弛缓型便秘。因副交感神经兴奋性增强,肠道常有痉挛性收缩和运动失调导致的便秘,称之为痉挛型便秘。

13. 什么是单纯性便秘

单纯性便秘是指由于饮食的质量和数量的变化、生活规律的改变等引起的便秘。一般来说,这种便秘症状较轻,病程较短。

14. 什么是特发性便秘

特发性便秘指的是一种病因不明,病程较长的便秘。

15. 什么是药物性便秘

由于服用治疗其他疾病的药物后引起的便秘,可以叫做药物性便秘。

16. 什么是泻药性便秘

由于长期应用刺激性泻药,使肠道产生依赖性而引起的便秘,也称为"泻剂型结肠"或称泻药依赖性便秘。

17. 什么是习惯性便秘

习惯性便秘是一种病因不明,病程较长的便秘。与特发性便秘相似。但多指症状较轻的功能性便秘。

18. 什么是顽固性便秘

顽固性便秘是一种病因不明,病程较长,久治不愈的便秘。

19. 什么是精神性便秘

精神性便秘是指由于心理因素而引起的便秘,如惧怕排便而主观地抑制排便、情绪波动或主观上忽视便意等。

20. 便秘的程度如何划分

便秘可分为轻度便秘、中度便秘和重度便秘。

轻度便秘症状较轻,不影响生活,一般处理就能见效,不需用药或很少用药。

重度便秘症状严重,持续严重影响生活、不能停药或治疗无效。中度便秘介于两者之间。

21. 什么是肠易激惹综合征

肠易激惹综合征是以肠功能紊乱为主要表现的神经官能症,便秘是其主要症状之一。

22. 患便秘的人多吗

目前,国内尚无全国范围的统计资料,部分省市调查结果表明便秘的患病率为 3.19%～17.60%;女性明显高于男性,随年龄增加有升高的趋势,但有报道 10 岁以下者患病率较高。北京地区慢性便秘的患病率为 6.07%,男性为 2.11%,女性为 9.68%,年龄段以 30～39 岁为多。

国外有关便秘的流行病学资料同样不是十分清楚,2004 年,美国胃肠病学杂志报道,Peter D. R. Higgins 系统复习北美有关便秘的流行病学文献,结果表明,便秘的患病率为 1.9%～27.2%,大部分在 12%～19%,女性与男性之比为 2.2∶1,年龄在 65 岁以后逐渐增高。

23. 哪些人易患便秘

老年人、女性和小儿易患便秘。此外,还有长期卧床的人、活动不便的人、饮食结构不合理的人,以及长期服用一些药物的人(图 2)。

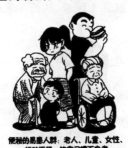

便秘的易患人群: 老人、儿童、女性、
行动不便, 饮食习惯不良者。

图 2　易患便秘的人群

二、便秘是如何发生的

1. 路漫漫肠道有多远

从食物进入口腔,到粪便从肛门排出,这个过程要经过整个消化道。人体的消化道有多长?一般来说,如果从门齿算起,包括口腔、咽、食管,一直到胃的贲门,大约 0.4 米;由胃的贲门到胃的幽门,也就是胃的全长约 0.3 米;小肠长约 3.5 米,大肠约 1.5 米;直肠到肛门约 0.15 米。把这几部分加在一起,就是整个消化道的长度,大约为 6 米。如果在尸体上进行测量,可以比这长出许多,特别是小肠可以长出近 1 倍,达 5～6 米。

食管 25 厘米,胃 25 厘米,小肠 5～6 米(十二指肠 25 厘米,空肠 200 厘米,回肠 300 厘米),大肠 1.5 米(盲肠 6～8 厘米,升结肠 12～20 厘米,横结肠 40～50 厘米,降结肠 25～30 厘米,乙状结肠 40 厘米,直肠 15 厘米),肛管 4 厘米,共长 8 米(图3)。

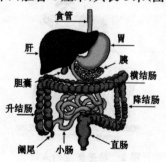

图3　胃肠道系统

2. 道弯弯大肠如何行

大肠分为盲肠、结肠和直肠,全长约 1.5 米。盲肠和结肠的形态有三个特点:①有三条由肠壁纵行肌增厚形成的结肠带。②由于结肠带短,肠管长,使肠管呈许多囊袋状膨出,称结肠袋,袋间有横沟相隔。③结肠带边缘有大小不等的脂肪突起,称肠脂垂。盲肠是大肠的起始部,上连升结肠,左接回肠,长 6~7 厘米,一般位于右下腹部,但少数人可高达肝下或低至盆腔内。

升结肠长 12~20 厘米,位于人体右侧;横结肠长约 50 厘米,常形成一下垂的弓形弯曲,当肠管充盈时,横结肠一般位于上中腹或脐部,内脏下垂者可位于下腹部;降结肠长 15~20 厘米,位于人体左侧,位置较固定;乙状结肠长约 40 厘米,起自左髂嵴,在下腹部及盆腔内呈乙形弯曲至第三骶椎高度处连接直肠,乙状结肠中段活动度较大。

直肠位于盆腔内,上端在第三骶椎平面与乙状结肠相连,向下沿骶骨前下行,穿过盆膈移行于肛管,长 12~15 厘米,直肠与乙状结肠相连处最窄,向下扩大成直肠壶腹,是大肠最宽的部分,下端又变狭窄,形成两头狭小,中间宽阔。

3. 粪便没有腿,为何能排出

粪便的形成和排出主要依靠结肠的运动,结肠运动有四种形式:①袋状往返运动。这种运动形式多见于空腹或安静时,结肠的不同部位同时有肠肌的运动,且并不协调一致,产生很多袋形,所以粪便不向前推进,只是短距离来回移动。②分节推进运动和多袋推进运动。一个结肠袋中的内容物被向下推进一段或更远的距离,而不能返回原来的位置,这种运动称为分节推进运动。在相当长的一段结肠同时发生较多的袋状收缩,并使其内容物向下缓慢移动,称为多袋推进运动。③蠕动。结肠顺序舒缩向前推进的一系列运动,称为蠕动。内容物后方的肠肌收缩,前方的肠肌宽息,形成蠕动波,将内容物向前推进。④集团运动。是一种运行很快,推进很远,收缩强烈的蠕动。

4. 吃香的,喝辣的,排臭的

人们都知道"吃香的,喝辣的",但为什么排出的大便却是"臭不可闻"。

正常人摄入食物后,5 秒钟至 1 分钟内通过食管,3～4 小时通过胃,4～5 小时通过小肠达回盲肠,当食糜到达大肠后,其中几乎不含有可以被消化的糖、脂肪和蛋白质,在结肠中一部分水分被吸收,同时经过细菌的发酵和腐败作用后,就变成了粪便。而通过结肠一般需经 12～16 小时,到达直肠即产生便意,排便多在 24～72 小时。

大便的气味由细菌分解的产物所致,产生气味的主要成分为吲哚、粪臭素、碳化氢、胺、乙酸、丁酸等。其中产生粪便恶臭气味的是吲哚、粪臭素。

5. 大便是什么东西

大便中水分占 65%,固体成分占 35%。固体部分以细菌为最多,占 1/3～1/2,大部分已经死亡。另有 2%～3% 的含氮物质,有 10%～20% 的无机盐,如钙、铁、镁、钠。脂肪占 10%～20%,还有少量的胆固醇、嘌呤基和维生素。粪便中还含有食物中不消化的纤维素、消化道脱落的上皮细胞、黏膜碎片,以及未被吸收的消化道分泌物,如黏液、胆色素、黏蛋白和消化液等。

正常排出的粪便呈圆柱状,长 10~20 厘米,直径 2~4 厘米,重量 100~200 克。正常粪便为碱性,稀便呈酸性。正常粪便为棕色,有臭味,随饮食不同而改变。

大便性状和颜色与多种疾病有关,若便如羊粪,则是便秘;便如稀水,多是腹泻;黑便有可能为上消化道出血;红便可能为下消化道出血;大便发白有可能为胆管梗阻;绿便有可能为消化不良;便中带血或为痔或为痢或为癌症,必须重视,应及时就医。

6. 便意从何而来

便意就是人们有要排便的感觉。排便的感觉功能是指能够感觉粪便由结肠进入直肠,辨别粪便的物理性状的能力。目前,认为这种感觉功能主要在于直肠肛管壁内感受器和位于骨盆底部肌肉内的感受器。①直肠肛管壁内的感受器。直肠肛管壁内的感觉神经末梢主要位于齿线以上 10~15 毫米至肛缘皮肤,主要包括感受痛觉的游离神经末梢、感受触觉的 Messner 小体、感受冷觉的 Krause 终球、感受压觉和张力觉的 Pacinian 小体和 Mazoni 小体、感受摩擦觉的 Genital 小体等。②直肠壁外感受器。近年来研究表明,直肠壁外感受器主要位于耻骨直肠肌和骨盆底组织内,是排便节制的重要感受器,愈来愈受到人们的重视。

7. 排便过程与排便动作

排便过程是当粪便进入直肠时,直肠内的压力达到一定程度(25～50毫米汞柱)时,粪便对直肠的充胀间接地刺激了直肠周围的压力感受器,其冲动沿神经传入纤维传到位于脊髓的排便中枢。由排便中枢再发出冲动沿神经向下传出,引起降结肠、乙状结肠和直肠收缩,肛门内括约肌松弛,使粪便排出体外。直肠排空后肛门内括约肌可发生反射性收缩。

在正常情况下,排便反射是在大脑皮质的控制下进行的,直肠内的充胀刺激引起的传入冲动同时还上传至大脑皮质高级中枢,在大脑的参与下,允许其排便时,其下传冲动可以加强骶髓排便中枢的活动,同时还可以使机体的部分骨骼肌加强收缩(如腹肌、膈肌等),腹内压增加,促进排便。如果此时环境不允许,大脑皮质下传的冲动可以抑制排便中枢的活动,使肛门括约肌收缩加强,结肠壁肌肉舒张,暂缓排便。

排便是依靠排便动作来完成的,所谓排便动作是指排便时粪便从肛门排出体外的一系列动作。这些动作是一种复杂的反射过程。开始先吸气,然后闭气,暂停呼吸以增加胸腔内的压力,接着膈肌下降,腹肌收缩,腹内压增高,使直肠内粪便从肛门排出,这就完成了一次排便动作。稍事休息,上部肠管内的粪便再进入直肠,又开始第二次排便动作。正常人每次排便,多数经过2～3次的排便动作即可完成。部分人只经过1次排便动作就可完成,如无不适,亦为正常。

8. 正常人为什么不会拉裤子

正常人不会拉裤子,靠的是排便节制功能。所谓排便节制功能,就是人们自我控制排便的能力,首先能够感知便意,然后要根据当时的环境条件决定是否排便。

排便的节制功能是指延缓排便、鉴别排出物性状,以及保持在睡眠状态下控制排便的综合能力。有许多因素可以影响排便的节制功能,例如,直肠的容量、顺应性和耐受量,远端结肠的蠕动能力,粪便的体积和黏稠度,肛门括约肌、肛直角、肛门直肠的感觉和直肠抑制反射等,这些因素的综合作用决定了排便的节制能力。

9. 什么是贮存节制

贮存节制又称为结肠节制,主要是指降结肠和乙状结肠有适应性反应,延迟肠内容物的通过,调节肠腔内压力,参与排便的节制能力。研究发现,正常人直肠内粪便明显增加时,肠腔内压力轻微上升或下降,以保持排便节制,这种特性亦称为直肠顺应性,其主要作用是使直肠在排便前能够贮存相当容量的粪便并使排便活动延迟。正常成年人直肠顺应性为 1.53+0.66 毫升/千帕,顺应性过低可以出现排便次数增多,甚至发生大便失禁;顺应性过高可以引起慢性便秘。

10. 肛门括约肌起什么作用

肛门括约肌收缩功能是排便节制的重要基础之一,内括约肌发挥了重要的作用,在正常情况下肛门内括约肌常常处于持续性紧张收缩状态,防止粪便排出,并且能够对直肠膨胀反应性松弛。当开始排便活动时,肛门内括约肌松弛时间和幅度与直肠膨胀容积成正比。肛门外括约肌也常处于收缩状态,闭合肛管,对刺激的反应是随意用力收缩,其反应性收缩可由随意用力、体位改变、直肠膨胀、腹内压升高和扩张肛管等所引起。肛门外括约肌的紧缩力量比内括约肌高 30%～60%,最大随意收缩时间为1～2 分钟。排便时肛管的扩张不是肛门外括约肌失去紧缩力的真正松弛,而主要是由于上方向下的推进力使有紧张力的肌纤维扩张和内括约肌反射性松弛所致。因此,排便也是一种抵抗外括约肌的紧张性阻力活动。

11. 话可以不说,屁不能不放

俗话说"有话快说,有屁快放",其实,话可以不说,屁不能不放。

放屁,就是排气,也叫做出虚恭,是人的一种正常生理现象。人们在进食或说话时,都可能吞进大量的气体,同时消化道内的食物在正常菌群的作用下,也会产生了较多的气体。这些气体会随肠蠕动向下运行,由肛门排出。排出时,由于肛门括约肌的作用,有时还可能发出响声。所以,放屁是肠道正常运行的一种表现。相反,如果不放屁或放屁过多过臭,则有可能成为一种异常现象。

屁的成分有 59% 的氮、21% 的氢、9% 的二氧化碳、7% 的甲烷及 4% 的氧气,其中有不足 1% 是其他化学物,如氨、粪臭素。放屁的次数每天 6～20 次,如少于 6 次,则可能出现腹胀、腹痛的症状;屁排出时的温度为 37℃;排出的速度高达 3 米/秒钟;屁的臭度决定于氨和粪臭素的含量,如屁有特殊的臭味,要小心直肠肿瘤的发生;如屁的声音带拐弯,可能患有痔疮(图 4)。

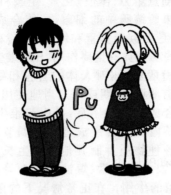

图 4 排气

12. 肠子里面的细菌

大家是否知道,人体大肠内有许多细菌。听到细菌这个词,很多人都以为是坏的东西,其实不然,在正常情况下,大肠内的细菌有的对人体有益,有的对人体有害。大肠内的有益细菌有很多功劳,例如,含有酶的细菌对分解食物残渣和植物纤维有很大作用;形成人体所需的 B 族维生素和维生素 K 等物质,就是大肠埃希菌。可是,当人体的抵抗力下降或异常时,有些细菌就要捣乱,成为感染致病的一个重要原因。在大肠中起消化作用的,不是大肠的分泌物,而是在大肠中生存的细菌。细菌主要来自于食物、空气,它们由口腔入胃后到达大肠,肠道用最适宜的酸碱度和温度环境招待它们,于是细菌便在这里安居乐业、生存繁殖。细菌中含有酶,能使纤维素和糖类分解或发酵,产生乳酸、醋酸、二氧化碳、甲烷等;还可使脂肪分解成脂肪酸、甘油和胆碱;使蛋白

质分解成氨基酸、肽、氨、硫化氢、组胺和吲哚等,使
粪便有臭味。结肠中的细菌,还能合成微量的维
生素,主要是 B 族维生素和维生素 K,对人体代谢
和维持某些功能具有重要作用,B 族维生素和维生
素 K 被肠壁吸收后,对人体的营养和凝血机制有
重要的功能,因此长期或不适当地使用抗生素,使
维生素的合成和吸收不良,易引起维生素缺乏等
疾病。大肠内的菌群组成有自身调节的能力,它
们能产生各种物质抑制其他菌种生长,还能控制
自身生长,如大肠菌素、短链脂肪酸等,都具有抑
制细菌繁殖的作用。在正常情况下的菌群组成是
稳定的,但任何抗生素都可能导致结肠菌群的改
变,不过如何改变还取决于药物的抗菌谱及其在
肠腔内的浓度。

13. 便秘原因知多少

　　引起便秘的原因较多,常见的有以下几个方面。
①饮食因素。如进食量过少、饮水量不够、纤维摄入
不足、其他饮食因素。②生活因素。不良排便习惯、
生活起居变化、缺乏体育锻炼。③精神心理因素。
精神过度紧张、惧怕排便。④药物因素。滥用泻药
抗生素等。⑤神经激素因素。神经的损伤、神经系
统疾患、消化道激素变化、糖皮质激素变化。⑥疾病
因素。创伤、各种疾病。

14. 与便秘相关的疾病有哪些

　　(1)肠道疾病:如先天性巨结肠、老年性巨大结
症、大肠肿瘤、大肠憩室、慢性结肠炎。

　　(2)腹腔内疾病:腹腔的炎症,如阑尾炎、胰腺
炎、胆囊炎、腹膜炎等。内脏疼痛性疾病,如胆石症、

尿石症等。内脏下垂性疾病，如胃下垂等。其他，如卵巢囊肿、腹腔内肿瘤、腹水等。

（3）肛管直肠疾病：如痔疮、肛周脓肿、肛瘘、肛裂、肛管直肠脱垂等。

（4）出口梗阻性疾病：如直肠前突、直肠黏膜内脱垂、耻骨直肠肌综合征、会阴下降综合征、内括约肌肥厚变性、外括约肌失调综合征等。

（5）肠道外疾病：代谢性疾病，如低钾血症、糖尿病、尿毒症、卟啉病、癌源性神经病变等。内分泌性疾病，如甲状腺功能减退、甲状旁腺功能亢进、垂体功能低下等。神经肌肉性疾病，如帕金森病、脑血管意外、多发性硬化、肌强直性肌营养不良、脊髓肿瘤和损伤、多发性神经纤维瘤、硬皮病、皮肌炎、系统性红斑狼疮等。

15. 引起便秘的药物有哪些

临床上有多种药物影响排便过程中的各个环节而引起便秘，如抑制或损害肠壁自主神经、干扰肠道平滑肌运动和成团反应、改变肠道内环境等。常见的药物有以下几类。

镇痛药：如吗啡、杜冷丁、可待因、美沙酮、右丙氧芬等。

解痉药：如阿托品、颠茄、山莨菪碱、东莨菪碱等。

抗酸药：硫糖铝、胃舒平、氢氧化铝等。

抗高血压药：如美加明、可乐定、硝苯地平、维拉帕米等。

降血脂药：如消胆胺等。

抗心律失常药：如胺碘酮等。

镇咳药：如咳必清、可待因。

止吐药:如胃复安等。

利尿药:呋塞米、氢氯噻嗪等。

抗贫血药:如硫酸亚铁等。

收敛吸附药:如次碳酸铋等。

抗结核药:如异烟肼等。

抗组胺药:苯海拉明、异丙嗪等。

抗抑郁药:如盐酸丙咪嗪、阿米替林、多塞平等。

抗精神病药:如奋乃静、氯氮平、氯丙嗪、氯普噻吨等。

抗焦虑药:如地西泮、氯氮平等。

抗肿瘤药:如长春新碱、长春花碱等。

非甾体类抗炎药:如阿司匹林、对乙酰氨基酚、吲哚美辛等。

放射造影剂:如硫酸钡等。

16. 滥用泻药,越用便秘越重

滥用泻药是指长期地、反复地运用刺激性泻药,包括果导片、大黄、番泻叶、芦荟、决明子、波希鼠李皮等,以及含有这些药物成分的中西药制剂或保健品等。长期服用这类药物会产生药物依赖性,加重病情,甚至导致不良后果。国内外资料均已表明,滥用泻药是便秘形成的一个重要原因,而滥用泻药的结果是使便秘更加严重,其主要机制是长期服用泻药,对结肠平滑肌神经细胞造成损伤,导致结肠对肠内容物刺激的反应性降低,使结肠运动功能紊乱,从而导致便秘。但对其详细的病理机制,目前尚未研究清楚。

17. 不可不知的"大肠黑变病"

大肠黑变病是指大肠黏膜表面有褐色素沉着,

在结肠镜下可见结肠黏膜变黑,呈花斑状、网条状、颗粒状或鱼鳞状,呈间断或连续分布,致使整个肠腔变暗。这是一种非炎症性、良性、可逆性的病变。亦有部分患者在肠镜检查中未发现异常,但取活检做病理检查却符合典型的大肠黑变病改变。因此,有人提出对于长期便秘口服泻药的病人,在肠镜检查时,即使无异常,也应常规进行活检。大肠黑变病目前无特别的药物治疗方法,多数学者认为大肠黑变病是可逆性的病变,随着泻药的停用,色素沉着斑可减弱乃至完全消失。

大肠黑变病发生的机制尚不明确,可能有以下几个方面。①药物的局部刺激。大剂量蒽醌类药物可使肠腺黏液分泌增加,并使肠上皮细胞产生较多的相容性结合体,增加巨噬细胞的活性及趋化性,使巨噬细胞的吞噬作用增强,引起结肠黑变。②药物致肠上细胞凋亡。各种泻药进入大肠后,可致短暂的、剂量相关的结肠黏膜上皮细胞的凋亡,产生的凋亡小体被单核巨噬细胞所吞噬,并通过基底膜小孔移行至黏膜的固有层,在巨噬细胞的溶酶体内,凋亡小体转化为典型的脂褐素或其他色素,随着泻药的长期应用,这些含有色素的巨噬细胞不断聚集,最终发展成典型的大肠黑变病改变。③药物本身含有树脂性物质,在大肠内合成色素颗粒,沉着于黏膜固有层,被单核细胞吞噬而形成黑变。

18. 不能忽视的"大肠黑变病"

有关的研究表明,大肠黑变病患者结肠息肉的发病率非常显著地高于其他人群,而结肠息肉是一种明确的癌前病变。因此,对大肠黑变病应定期进行结肠镜检查。便秘病人尽量不用蒽醌类泻药,已出现大肠黑变病者应停用。而并发结肠息肉者,应及时切除,定期复查。确诊为结肠癌的应立即手术治疗。

三、不治"便"成危险

1. 便秘危害健康

便秘最常见，也最容易被忽视。在日常生活中经常听到"便秘不算什么"，"吃点泻药就好了"等说法。其实，便秘对健康而言是一个大问题，吃泻药不能彻底治好便秘，泻药也不是随便就能吃的。当前，"忽视便秘"，"滥用泻药"已经成为医生所担心的大问题。虽然便秘通常只是一个症状，但如果成为慢性疾病，就会对人体产生危害，有些人说便秘是"百病之源"，"隐形杀手"，虽然有些夸张，但也不无道理。无论何种原因引起的便秘，一旦形成，如果得不到及时的纠正，就会出现各种并发症，对人体造成一定的危害。这种危害是多方面的，尤其是长期的慢性便秘，尽管直接死于便秘的患者很少，但死亡原因与便秘有关的患者则相当常见，因为便秘继发其他病变是十分普遍的。所以，对便秘的不重视，则隐藏着更大的危险。

2. "欲得长生，肠中常清"

从古到今，上至帝王，下至百姓，都苦苦寻觅长寿秘诀。其实，生、老、病、死是大自然的规律，不可违背，但有了健康意识，则会减少疾病，有助于长寿。汉代王充在《论衡》中指出："欲得长生，肠中常清，欲得不死，肠中无滓。"晋·葛洪在《抱朴子》中说："若要衍生，肠胃要清。"这些都是在说保持大便通畅与人们的健康长寿密切相关。现代临床实践也表明，老年人随着年龄的增长会出现不同程度的便秘，而且衰老现象明显的老年人，大多伴有便秘，由此可见便秘与衰老有一定的关系。

长期便秘的患者，肠道内的毒素不能及时排出吸收入血，会引起一系列不良后果。有报道说，可能引起老年性痴呆、帕金森综合征、皮肤粗糙，还可能导致大肠癌，这些疾病使人们提前衰老。便秘还可引起肠道内微生态平衡失调，使肠道功能受损，也是影响人们长寿的重要原因。便秘导致氧自由基反应和脂质过氧化反应加剧，现代医学研究，超氧化物歧化酶是体内清除自由基的重要物质，而这种物质随着机体衰老而减少，脂质过氧化作用随年龄增长而增高，它作为自由基损害的产物，可作为衰老的一个定量指标。

3.“自体中毒”危害多

由于食物残渣经常积存于肠道中，在肠道细菌作用下发酵并腐败，产生大量的有害气体和有毒物质，如乳酸、醋酸、乙醇、酚、氨、硫化氢、吲哚、组胺等。这些物质不能及时排出体外而被吸收入血，再通过循环系统到各个器官，引起患者头晕、乏力、精神淡漠、烦躁、易怒、口臭、恶心等一系列“自体中毒”症状，有时还会引起贫血和营养不良。有人认为这种长期的自体中毒会促使人体过早衰老或未老先衰，这就是衰老学说中的自身中毒学说。因此，防治大便秘结，对于保持健康、延年益寿，具有十分重要的意义(图5)。

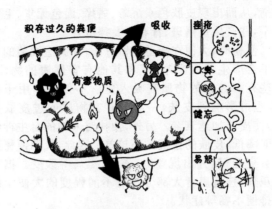

图 5　便秘后的表现

4. 便秘与精神症状

便秘除了使人感到身体的不适外,还会对人的精神和情绪产生不良影响,如慢性便秘患者会出现精神不振、抑郁、性格孤僻、缺乏自信,有时情绪不稳、心烦易怒等,这与长期便秘导致肠道内的毒素被吸收有关。焦虑和抑郁本身会出现便秘的症状,而治疗焦虑抑郁的药物也有引起便秘的不良反应,临床上可见到许多便秘患者,其精神症状特别明显,有些患者甚至有轻生的念头。

5. 便秘——美容的天敌

美国医学会"排便习惯与美容健康"专项调查发现,2 天排便一次的女性比 1 天排便一次的女性黄褐斑的发生率高 8 倍,腰腹臃肿的发生率高 11 倍,情绪烦躁的发生率高 20 倍。便秘会增加体内毒素,导致机体新陈代谢紊乱、内分泌失调及微量元素不均衡，从而出现皮肤色素沉着、瘙痒、面色无华、毛发枯干，并产生黄褐斑、青春痘及痤疮等。

便秘时，大便在肠道停留过久，在肠道细菌的作用下会产生苯丙吡咯、氨和其他有害健康的物质。这些有害健康的物质被吸入血后不仅可作用于全身，也可影响到皮肤，一部分有害物质通过皮肤排出，使皮肤加速衰老。另外，便秘时人体的自主神经功能降低，皮肤的血液循环较差。因此，长期便秘皮肤会变粗糙，并出现痤疮、雀斑、黑斑等改变。据临床观察，痤疮患者大部分均有不同程度的大便干结或排便不畅等症状。

6. 便秘——"隐形杀手"

便秘不会直接置人于死地，却是诱发死亡的"隐形杀手"。临床上很多心、脑血管意外病人是在用力排便时突然发病而昏倒在厕所中的。排便用力可使血压升高，心率加快，心脏负荷增加，一般认为较正常排便增加 5 倍，对高血压等心脑血管疾病患者极其不利，极易诱发心、脑血管意外；排便时由于用力屏气而使右心房压力增加，造成舒张期血流过度下降，增加心脏负荷，导致心力衰竭及严重心律失常、晕厥，甚至猝死。便秘导致的腹胀，使膈肌抬高，反射性引起心率及冠状动脉血流急剧变化，增加心脏负荷，加重心脏病情变化。

冠心病患者如果伴有便秘，由于排便费力，加之排便时间延长，排便时腹压增高，心率加快，致使心肌耗氧量增加，容易引起"排便性心绞痛"，甚至发生心绞痛性晕厥或进一步导致心肌梗死。

高血压病人如果伴有便秘，易加重高血压，由于排便时用力使劲，可使心跳加快，心脏收缩加强,心搏出量增加,血压会突然升高,当压力超过血管壁的承受能力时,则血管破裂,发生脑出血,表现为病人上厕所时突然晕倒,不省人事、口眼歪斜、语言不利、半身不遂或无晕倒,出现四肢麻木、半身不遂等脑卒中症状。如果说高血压是引起脑出血的主要危险因素,便秘则是脑出血的重要促发因素。有效地治疗便秘,保持大便通畅,可以稳定高血压的治疗效果。

7. 便秘与大肠癌有何关系

便秘与大肠癌关系密切,便秘有可能是大肠癌的早期信号症状,也可能是大肠癌的危险因素。大肠癌患者往往有便秘的症状,主要表现为排便习惯的改变、便秘与腹泻交替、排便不尽、排便不畅等,因此,如有这些症状,应尽早去医院检查,以免耽误病情。同时,长期便秘患者大肠息肉和大肠癌的发病率明显增高,其原因主要有以下三方面:①偏食高脂肪、高蛋白饮食,可使肠道内胆液和厌氧菌增多,产生较多的致癌物质,如胆酸的分子结构与致癌物多环烃很相似;肠道内厌氧的梭状芽孢杆菌能将脱氧胆酸转变为致癌物质 3-甲基胆蒽。②若粪块在肠道中停留时间延长,大便中的致癌物质浓度增高,可以诱发大肠癌。③粪块在大肠中停留过久,其中粗糙的残渣和异物长期刺激肠黏膜上皮,易造成大肠黏膜的损伤或破坏局部稳定的平衡状态,使细胞增生过快或细胞脱落速度减慢,二者兼而有之,故形成息肉状突起。因此,长期便秘的患者容易发生大肠息肉和大肠癌。

8. 便秘与痔疮互为因果

便秘与痔疮是互为因果的关系,即便秘常能引发痔疮,痔疮形成后又使便秘加重。

便秘患者由于干燥的粪便压迫直肠,使肛门直肠的静脉回流障碍。特别是直肠上静脉及其分支缺少静脉瓣,血液在回流过程中容易发生淤滞,长时间淤滞则导致静脉扩张纡曲,从而形成痔疮。同时,便秘患者由于久蹲强努,导致直肠黏膜和肌层发生分离,使得肛垫下移,形成痔疮。另外,便秘患者在用力排便时腹压增高,使肛门直肠被压,影响静脉回流,加之直肠血管在不同的平面穿过肌层,容易受压,产生静脉曲张,形成痔疮。除此之外,便秘时干燥的粪便通过肛门,过度牵张肛门部皮肤,撕裂皮肤皱褶,引起感染、水肿和炎症,长期反复发作,则会导致外痔。便秘患者痔疮形成后,则会加重便秘症状,同时由于干硬粪便更易擦伤痔核,导致痔疮出血。长期反复大量出血可出现贫血。

9. 便秘与肛裂恶性循环

便秘与肛裂的关系比较明确,二者也互为因果。在肛裂的发病中,便秘是一个十分重要的因素。便秘时粗大干硬的粪便会擦伤、撕裂或撑破肛管皮肤,肛管裂伤则形成肛裂,出现便血、肛门疼痛等症状。另一方面,肛裂形成后,由于排便时和排便后会发生肛门疼痛,患者常会因此惧怕排便,致使粪便在肠道存留时间过长,水分被吸收,粪便变得更加干硬,更加难以排出,从而便秘更加严重。

10. 便秘与直肠脱垂

直肠脱垂俗称脱肛,其发生机制十分复杂。在直肠脱垂的发病因素中,便秘是一个重要诱因。据统计,无论在儿童还是老年人的直肠脱垂中,因便秘诱发者占 50%～70%。便秘诱发直肠脱垂的原因可能是由于长期用力排便,造成盆底肌肉功能受损,张力减弱,对直肠的支持固定作用减弱,加之用力排便时腹压增加,致使直肠脱垂。

11. 便秘与肛周脓肿和肛瘘的关系是什么

肛周脓肿和肛瘘是肛周感染性疾病发展的不同阶段,肛周脓肿是急性期,肛瘘是肛周脓肿的后遗疾患,属慢性期。主要表现为肛门周围红肿热痛,破溃流脓水,溃口久治不愈合,肛周脓肿患者发病前多有便秘,说明二者之间存在一些联系。便秘患者粗大干硬的粪便在排出过程中,容易损伤肛管直肠,特别是肛窦部位,损伤后容易造成细菌的侵入或繁殖,引起肛周脓肿。另外,便秘引起肛裂后,如未得到及时治疗,容易形成慢性肛裂、肛周脓肿和肛瘘是慢性肛裂的常见并发症。除此之外,便秘还可影响肛门局部的血液循环,降低抵抗力,这也是便秘患者容易产生肛周脓肿和肛瘘的一个原因。

12. 便秘与性欲

便秘与性欲之间无直接的因果关系,但便秘对性欲会造成一定的影响。这是因为便秘是多种疾病的一个症候群,它本身是由其他因素引起的,尤其是顽固性便秘,会给患者带来精神负担,影响患者的情绪,从而对性欲造成一定的影响。此外,便秘还会导致肛裂、痔核形成,出现肛门疼痛、肛门括约肌痉挛等而影响正常的性生活。

13. 粪便嵌塞是怎么回事

粪便嵌塞是便秘的一种常见并发症,是由于结肠无力或出口梗阻,使得粪便在肠道大量存留淤滞,水分吸收,粪便变得干燥坚硬,粪块大量堆积,堵塞于直肠或结肠而不能排出。病人可以表现为腹部胀痛,肛门直肠坠胀不适或虽频感便意但大便不能排出,一些患者可出现反常性腹泻,甚至大便失禁,粪水污染内裤。此时进行肛门直肠指诊可以发现直肠内充满干硬的粪块,甚至形成直径很大的粪球,质如黏土,中心常有硬核。粪便嵌塞如不及时处理,可以压迫肠道,形成粪性溃疡,甚至导致穿孔。粪性肠穿孔是便秘的一个致命的并发症。

14. 便秘可诱发腹部疝吗

腹部疝是临床常见病,包括腹股沟疝、股疝、脐疝、食管裂孔疝及切口疝等。其发生的根本原因是腹部在解剖结构上存在某些薄弱区域,但腹压增高是疝发生的必不可少的因素。在引起腹压增高的诸多因素中,便秘是一个非常常见而重要的因素,其他如咳喘、排尿困难、腹水、妊娠等也可以导致腹压增加。由此可见,便秘可以成为疝的重要诱因。儿童和老年人腹部肌肉张力较低,同时又容易出现便秘,更易于形成各种疝。

15. 便秘与肠梗阻有什么关系

肠内容物向肛门方向正常运行受阻时,就形成肠梗阻。肠梗阻按病因分类可分为机械性肠梗阻、

动力性肠梗阻和血运性肠梗阻。便秘病人粪便在肠
腔存留时间过长后,水分大量吸收,可形成粪石,粪
石阻塞肠腔,可产生机械性肠梗阻;一些便秘病人伴
有结肠动力的异常,如结肠无力或结肠痉挛,使肠内
容物的通过受阻,从而产生动力性肠梗阻。与便秘
关系最为密切的肠梗阻是假性肠梗阻,它具有肠梗
阻的共同症状和体征,即可有腹痛、腹胀、呕吐、排便
排气停止的症状,以及腹部膨隆、肠鸣音亢进、可见
肠型或蠕动波等体征。假性肠梗阻的范围可以局
限,也可以较广泛,但无肠腔内外阻塞的过程。

16. 便秘与结肠憩室病

结肠肠壁在局部向外膨出而形成囊带状突起
称为结肠憩室。结肠憩室病是临床常见病,多见
于中老年人,发达国家发病率较高,我国发病率较
低。结肠憩室病的发生与遗传、年龄增长、组织变
性等许多因素有关,其中便秘在本病的发病过程
中有着很重要的作用。便秘患者由于粪便滞留,
排便长时间过度用力,肠腔内压力增高,使肠腔内
与腹壁之间的压力差增大,容易造成肠壁由薄弱
部位膨出,形成憩室。另外,便秘病人若长期服用
泻药,可造成肠道肌神经丛功能紊乱,影响肠壁的
张力,也可继发结肠憩室。结肠憩室形成后,由于
便秘病人肠腔内大量粪便滞留,憩室内很容易充
满粪便,导致憩室扩张、黏膜糜烂出血,多数无明
显症状,继发炎症时可出现腹痛、发热、便血等症
状,形成憩室炎。严重便秘者若排便用力过猛,甚
至会造成憩室穿孔,形成腹膜炎、腹腔内脓肿或内
瘘。

17. 便秘与急性阑尾炎

临床发现,多数急性阑尾炎患者伴有便秘症状。其原因是由于便秘患者胃肠功能紊乱,影响阑尾的血液循环和排空,从而为细菌感染提供了有利条件。另外,粪便在肠道内滞留或干硬的粪便形成粪石,使阑尾腔堵塞,同时由于阑尾是一个开口狭小、管腔细长的盲管,堵塞后难以排空,细菌容易大量繁殖,从而引起急性阑尾炎。

四、便秘的诊断

1. 如何判断自己患了便秘

每个人排便次数和排便习惯各不相同,但如果出现以下表现之一,就可能患有便秘:大便次数少于每周3次或大便干结或排便困难、排便费力、排便时间延长等。如果便秘只是偶然出现一次,可以不必理会。如果经常出现,或伴有其他症状,如腹胀、腹痛、不思饮食、睡眠不佳时,就应及时看医生。

2. 便秘的危险信号

所谓便秘的危险信号,也称报警信号,是指便秘患者出现以下的症状时应予以重视,有可能患有器质性的病变,应及时至医院治疗,如发热、消瘦、腹痛、恶心、呕吐、黑便、腹部出现包块等。

3. 大便隐血是怎么回事

大便隐血(亦称大便潜血)是检查消化道有无出血的一种化验方法,是指消化道少量出血,红细胞被消化破坏,粪便外观无异常改变,肉眼和显微镜下均不能证实的出血。粪便隐血试验是用来检查粪便中隐藏的红细胞或血红蛋白的实验。这对检查消化道出血是一项非常有用的诊断指标。

4. 对于便秘医生要做哪些检查

对于便秘患者,医生要根据患者的情况决定是否需要做检查,做什么检查。一般来讲,除了常规的体格检查外,便常规和便隐血检查是必需的,化验血糖和甲状腺功能可以除外引起便秘的常见疾病,如糖尿病和甲状腺功能减退。肛肠科的专科检查包括肛门指诊、肛门镜及直肠镜等。进一步的检查有结肠镜或者结肠造影检查,还有关于便秘的特殊检查,如结肠传输功能检查、肛肠直肠压力测定、排粪造影等。

5. 什么是结肠传输功能检查

大肠内容物通过时间测定也称为大(结)肠传输(运输、转运)功能检查(试验)等。一般指的是经口摄入特定的标志物,然后定时观察和计算标志物在大肠的运行和分布情况,以及排出时间的一种检查方法。临床上有多种检查方法,使用的标志物有固体标志物,如有色物、不吸收物、不透 X 线物;有液性的如染料;有放射性同位素;有到结肠后即分解释放某种气体的物质等。按给药途径分为经口服,经内镜置入或插管注入。按给药方法有单次给药多次检查,多次给药单次检查,多形状多次给药,以及同一形状一次给药。按检查方法有收集粪便计算标志物或对粪便照片检查标志物,有用腹部 X 摄片或 γ 照相计算排空率等。目前,临床上应用最为普遍的是口服不透 X 线的标志物腹部摄片的方法。

6. 什么是肛肠直肠压力测定

肛管直肠压力测定是便秘的一种特殊的检查方法,由于肛管周围有肛门括约肌的存在,肛管直肠有一定的压力,是维持肛门自制和正常排便的必要条件。有些便秘或肛门失禁的患者,肛管的压力不正常。另外,正常人用力排便时,直肠的压力增高,而肛管的压力降低，肛门松弛。有的便秘患者可能出现相反的情况，即肛管的压力不降低，反而增高，医学上称之为矛盾运动，是便秘的原因之一。

7. 什么是排粪造影

有些引起便秘的疾病，在平时的情况下不能发现异常，只有在排便的过程中才出现异常的改变，因此一般的结肠镜检查或结肠造影检查不能发现问题，必须通过排粪造影检查，就是在病人排便的过程中进行检查，因为真正让患者排便时照片子不太实际，所以在排粪造影前，先让患者排干净粪便，给患者直肠内灌入一定量的造影剂，最好是类似粪便的造影药，这样，让患者到医院放射科，坐在特定的椅子上，在排出前、排出时和排出后分别拍摄 X 线片，来确定患者在排便过程中是否有异常的征象。

8. 诊断便秘有怎样的流程

因为便秘是一个非常复杂的问题，所以对便秘的诊断过程也非常复杂，为了更好地明确诊断和及时治疗，权威的医学部门制定了诊断流程，如便秘诊治的三级分流。

第一级诊治分流：适用于多数轻、中度慢性便秘患者。首先应详细了解有关病史，体检，必要时做肛门直肠指检，应做常规粪检(包括隐血试验)，以决定采取经验性治疗或进一步检查。如患者有警示征象，怀疑有器质性病变，尤其是直、结肠肿瘤，过度紧张焦虑，以及 40 岁以上者，需做进一步检查，包括生化、影像学和(或)结肠镜检查以明确病因，并做相应处理。否则可选用经验治疗，并根据便秘特点，进行为时 2~4 周的经验治疗，并选用膨松药或渗透性通便药。如治疗无效,必要时加大剂量或联合用药;如有粪便嵌塞,宜注意清除直肠内存积的粪便。

第二级诊治分流:主要对象是经过进一步检查未发现器质性疾病的患者,以及经过经验治疗无效的患者,可进行胃肠传输试验和(或)肛门直肠测压,确定便秘类型后进一步治疗,对有出口梗阻性便秘的患者,选用生物反馈治疗及加强心理认知治疗。

第三级诊治分流:主要的对象是那些对第二级诊治分流无效的患者。应对慢性便秘重新评估诊治,注意有无特殊原因引起的便秘,尤其是和便秘密切相关的结肠或肛门直肠结构异常,有无精神心理问题,有无不合理的治疗,是否已经改变不合理的生活方式等,进行定性和定位诊断。这些患者多半是经过多种治疗疗效不满意的顽固性便秘患者。需要进一步安排特殊检查,甚至需要多学科包括心理学科的会诊,以便决定合理的治疗方案。

9. 就诊前患者要准备哪些资料

医生在诊断便秘的过程中,首先要了解清楚患者便秘的病史,这样对便秘的诊断有重要意义,因此,患者在就诊前要准备一些素材告诉医生,对医生的诊断会有很大帮助。

(1)排便频度:也就是排便次数,包括每天排便次数,每周排便次数或几天排便一次,一天排便几次等。

(2)粪便性质:就是每次排出粪便的性质和数量,可参考图1。

(3)排便时间:如起床后、早饭前、早饭后、午饭前、午饭后、晚饭前、晚饭后、睡前、无规律等。

(4)排便持续时间:指每次排便所用的时间,一般指的几分钟,并包括每一个粪块排出时间,最后一个粪块排出的时间。有的患者并非排便时间长,而是蹲厕时间长,也就是说排便完成以后仍然蹲厕或看书报(图6)。

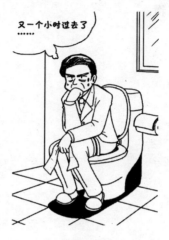

图6 排便时间过长

(5)排便困难情况:排便是否费力,费力的程度,采取何种措施,如自然排出,还是需要使用开塞露,或灌肠、洗肠、服用泻药,甚至手法协助,如用手抠或从阴道内挤压等。

(6)便秘发生的时间:第一次出现便秘的时间,已持续的时间,间断发生的时间,加重的过程和诱因。

(7)发病的情况:急性与慢性等。

(8)伴随症状:消化道其他症状,如腹痛、腹胀、恶心、呕吐;肛门部症状,如便血、肛门疼痛、肛门脱出、肛门瘙痒、肛门肿物等;全身症状,如发热、乏力、贫血。

（9）用药史：首先是使用泻药的病史，用药原因，如是治疗便秘，还是减肥或排毒等，是自行用药，还是遵医嘱用药；所用的药物，服用的时间，剂量，持续的时间等。其次是服用其他药物情况，如病因中提到的各种药物。

五、便秘的药物治疗

1. 便秘的自我调治

（1）保持足够的进食量：饮食的量与排便功能直接相关，饮食太少，则形成粪便的成分不足，粪便的量就会偏少。肠道得不到适度的充盈，蠕动功能减弱，容易引起便秘。因此，每天均应进食一定量的食物，以利于粪便的形成，维持正常的排便功能。

（2）保证充分的饮水量：水是机体必不可缺少的物质，对有便秘倾向的人来说，摄入足量的水分更为重要。水分可以润滑肠道，还可参与大便的形成，并使大便软化，以利于排出。如果水分偏少，大便常干涩难行，因此，每天应摄入足量的水分。饮水量应达每日 2 000～3 000 毫升，且不宜多饮茶或含咖啡的饮料，以防排尿过多。

（3）进食足量的纤维素：纤维素在肠道不易被吸收，具有亲水性，能吸收水分，使食物残渣膨胀并形成润滑凝胶，在肠内易推进；能刺激肠道，利于激发便意和排便反射。有学者以健康成年女性为对象，研究了食物纤维摄取量对排便的影响，结果表明，增加食物纤维的摄入，使排便次数、一次排便量及总排便量均增加。据报告，维持成年人正常排便的食物纤维摄取量为每日 20 克。因此，进食富含纤维的食物，如蔬菜、水果、笋类、麦片等，均有促进排便的作用。

（4）养成正常的排便习惯：有规律地排便，一般每日 1 次或 2 日 1 次。最好能定时排便，以早上起床后或进食后为宜。不能忽视便意，忽视便意是女性便秘患者中常见的现象,其中多因早晨忙于家务、急于赶路上班而来不及上厕所或不习惯在公共厕所排便,部分则为工作中不便离开岗位而强忍便意。经常忽视便意将影响正常排便反射,导致便秘。不能蹲厕过久,坐在便器上看书看报是另一种不良排便习惯,不利于排便反射的连续进行,而且蹲厕过久,易引起一些肛门直肠疾病,加重便秘。

(5)良好的睡眠:睡眠不好对便秘患者十分不利,因为睡眠不好时大脑处于兴奋状态,导致胃肠的分泌和运动功能失调,消化能力下降,出现食欲不佳、腹胀、大便规律紊乱等症状。因此,要保持正常大便必须有良好的睡眠。

(6)保持一定的运动量:适当增加运动量,可促进直肠供血及肠蠕动,因而有利于排便。运动的内容和方法,应根据性别和体力等综合考虑,制订长期计划和容易达到的具体目标。如每日做体操、步行锻炼等。如不能进行全身运动,可做增强腹部肌肉和骨盆肌肉张力的锻炼。尤其是腹肌锻炼,还可用排便动作锻炼肛提肌的收缩。对长期卧床病人,应鼓励做床上运动,如仰卧起坐、平卧抬腿及抬高臀部等。

2. 治疗便秘的西药分几种

治疗便秘的西药较多,一般可分为以下几种:刺激性泻药、容积性泻药、润滑性泻药、渗透性泻药、促进肠蠕动的药物等。

3. 什么是刺激性泻药

刺激性泻药又称接触性泻药,指的是药物本身或药物在人体的代谢产物,能够直接刺激肠壁,使肠蠕动增加,促进粪便排出的一类药物。但要注意,此类药物因为刺激肠黏膜和肠壁神经丛,有可能引起大肠肌无力,形成药物依赖,因而主要用于大便嵌塞和需要迅速排便的患者,不宜长期应用。

刺激性泻药,包括蒽醌类、多酚(二苯甲烷)类和蓖麻油三类。

蒽醌类:指的是含有蒽醌衍生物的一类药物,如番泻叶、大黄、芦荟、美鼠李皮(波希鼠李皮)及弗朗鼠李皮等。这类药物多为植物药,由肠道细菌代谢为活化物质,作用局限于结肠,刺激肠道引起腹泻,确切机制尚不清楚,长期服用可致泻药性便秘,并可引起结肠黑变病。番泻叶中的蒽醌类衍生物,其泻下作用较其他蒽醌类泻药要强,并常伴腹痛。

多酚(二苯甲烷)类:指的是含二苯甲烷衍生物的一类药物,如酚酞、双醋苯啶(比沙可啶)、三醋酚酊及小硫酸钠等。

酚酞,别名果导,口服,成人每次 0.05~0.2 克;小儿每次每千克体重 3 毫克,均为睡前顿服。双醋苯啶(比沙可啶),又名便塞停,本品能直接刺激小肠和大肠黏膜内感觉神经末梢,使肠蠕动增加,产生缓泻作用。口服后 6~12 小时内排出软便,对急、慢性便秘均有效。如用栓剂,1 小时后即能生效。

蓖麻油:口服后至小肠被脂酶水解酶水解,释放出蓖麻油酸钠,刺激小肠壁而引起泻下,主要作用于小肠。适用于腹部 X 线检查前清洁肠道或排除肠内毒物。不适用于一般便秘。孕妇禁用;驱虫时忌用本药导泻。服药后恶心,偶有引起峻泻而随后发生便秘的可能,且对小肠有刺激性,不宜反复应用。

4. 什么是容积性泻药

容积性泻药也称膨胀性通便药或称膨松药,作为食品时称为膳食纤维,指的是在肠道不能被吸收,同时又能吸收水分,使肠内容物体积增加,从而促进肠道运动,引起排便的一类药物。这类药物一般为非淀粉性多糖类的浓缩物,包括了纤维素、半纤维素、木素、果胶、树胶等。

这类药物的作用温和,对肠道神经无损伤,长期服用无加重便秘的不良反应。但服用时必须同时增加饮水量,以保证粪便松软,否则虽然粪便的体积增大了,但由于粪便干结坚硬,仍会出现排出困难。常用的药物有小麦、植物种子胶浆,如卵叶车前子、植物树浆(如梧桐树胶)或合成的甲基纤维素衍生物(如甲基纤维素、羧甲基纤维素)等。具体的药物如下。

恺司尔:化学名为欧车前亲水胶体,是一种无刺激性的、纯天然水溶性纤维,用于偶然出现的便秘(不规则性)、胃肠功能紊乱。用法:将本品倒入杯中,加温水 200 毫升,搅拌均匀后服用。用量:6～12 岁儿童照成人用量减半。成人 1 次 1 包,每日 1～3 次。

琼脂:口服,每次 15～30 毫升,每日 1～2 次。可长期应用。适用于饮食过于精细造成的便秘、孕妇便秘或停用刺激性泻药的便秘患者。

甲基纤维素:口服,每日 1.5～5 克。可长期应用。适用于饮食过于精细造成的便秘、孕妇便秘或停用刺激性泻药的便秘患者。

葡甘聚糖:口服,每次 1.5～2 克,每日 2～3 次。适用于饮食过于精细造成的便秘、孕妇便秘或停用刺激性泻药的便秘患者。

非比麸:主要成分为纤维素。口服,每次 3.5 克,成人每日 2～3 次。儿童每次半袋,每日 1～2

次。适用于急、慢性便秘治疗。

注意事项：本类药物服药期间应多喝水以免发生肠梗阻。这些药物尽管作用温和，但毕竟是药物，所以要咨询医生后方可使用。

5. 什么是润滑性泻药

润滑性泻药又称大便软化药，此类药物的主要功能是润滑肠壁，软化大便，使大便易于排出，如液状石蜡等。这类药主要的缺点是口感差，作用弱，长期应用会引起脂溶性维生素吸收不良。

6. 什么是渗透性泻药

通过增加肠内容物的渗透压，影响肠道水分的吸收并可吸收水分到肠腔，从而促进排便和软化大便的一类药物，包括盐类、双糖类（如乳果糖）、甘油和山梨醇等。

盐类：盐类泻药由相对不易吸收的离子组成，在肠道难以吸收，大量口服形成高渗透压而阻止肠内水分的吸收，扩张肠道，刺激肠壁，促进肠道蠕动。如硫酸镁、硫酸钠、磷酸盐和柠檬酸盐。这类药物不能作为治疗便秘的常规药物，因其可引起水和电解质的丢失，而且长期运用会导致镁和钠离子的积聚，尤其是肾功能不全和心功能不全的患者。

双糖类（如乳果糖和乳糖醇）：乳果糖和乳糖醇均为合成性双糖，不被小肠所吸收，但可在结肠内酵解产生乳酸、醋酸、氧气和二氧化碳，降低粪便的pH值。正常人每天摄食乳果糖20克时，大便不能测出其含量，但增大剂量时，则可有部分糖以原形从结肠排出，具有渗透性泻下作用。

多羟基醇类：山梨醇和甘露醇为多羟基醇的同

分异构体,均可完整地通过小肠,然后在结肠内部分或全部醇解,取决于剂量及肠通过时间。

山梨醇:为白色粉末,甜味约为砂糖的60%,有清凉感,水溶液为中性,是蔗糖的代用品,口香糖、糖果、糕点的保湿剂和品质改良剂,有促进氨基酸吸收的作用,有吸湿性,其吸湿性比甘油小,有持水性质,食用后不转化为葡萄糖,不受胰岛素的控制,可用于糖尿病病人食品中,大量食用有缓泻作用。

甘露醇:为利尿脱水药,口服可引起腹泻,一般用于术前或检查前的肠道准备,不宜作为治疗便秘的药物使用。

7. 什么是促进肠蠕动的药物

促进胃肠运动的药物可以治疗便秘,但是目前这样的西药不多,有些药物有此功能,但因不良反应较大而停止使用。现在可以用的药物有莫沙比利等。

8. 聚乙二醇4000

聚乙二醇4000是一种长链的高分子物质,通过氢键固定水分子并发挥作用。摄取聚乙二醇4000 10～20克可引起局部渗透压增加,能使水分保留在结肠肠腔内,粪便因含水量增加而软化,使结肠的转运更加顺畅,增加了重量的粪便刺激结肠内机械性受体,促进了结肠的转运功能,恢复正常的排便反射,从而促进排便的最终完成。聚乙二醇4000治疗符合结肠生理特点,还不过度刺激肠道,不影响肠黏膜完整性,不干扰营养成分、维生素及无机盐的吸收。本药的作用与渗透性泻药有所不同,

9. 益生菌类药物指的是什么

前面已经讲过,人体肠道内栖息着数以亿计的细菌,其种类多达 400 余种。这些细菌当中有些对人体是有害的,我们称之为有害菌;有些对人体是有益的,我们称之为有益菌(益生菌);也有介于二者之间的,称之为条件致病菌,也就是在一定条件下会导致人体生病的细菌。人体内对人有益的细菌主要有:乳酸菌、双歧杆菌、放线菌、酵母菌等。

益生菌是一种对人体有益的细菌,它们可直接作为食品添加剂服用,以维持肠道菌群的平衡。在国外已开发出数以百计的益生菌保健产品,其中包括:含益生菌的酸牛奶、酸乳酪、酸豆奶,以及含多种益生菌的口服液、片剂、胶囊、粉末剂等。迄今为止,科学家已发现的益生菌大体上可分成三大类,其中包括:①乳杆菌类。②双歧杆菌类。③革兰阳性球菌。此外,还有一些酵母菌与酶亦可归入益生菌的范畴。市面上主要的益生菌类药物有妈咪爱、金双歧、合生元、培菲康等。

益生菌制剂可分为三大类。主要的一类是益生菌,是指寄生在人体内,对人自身有益的活细菌。第二类是益生元,是人体难以消化的食物成分非淀粉多糖和低聚糖的总称。益生元能为益生菌提供养分,促进其生长。换言之,益生元就是益生菌的食物。常见的益生元,包括低聚果糖、低聚半乳糖、乳果糖、母乳低聚糖及一些中药成分。第三类是合生元,为益生菌与益生元的混合物,同时兼有益生菌和益生元两种功效。要充分发挥合生元的功效,需注意益生菌和益生元种类的合理搭配,确定好两者比例,合生元中的益生元才能最大限度地促进益生菌的生长。例如,低聚异麦芽糖是一种益生元,其因能有效促进人体内双歧杆菌的生长、繁殖,故亦被称为"双歧因子"。益生菌在肠道环境综合作用下产生出的乳酸、醋酸等酸性物质能刺激肠道分泌大量肠液,对粪便起到软化作用。益生菌作用所形成的酸性环境也能使结肠蠕动增强,有利于粪便排泄。长期使用泻药还易造成肠道菌群失衡,一些刺激性泻药甚至会损害肠道神经,导致更为严重的便秘。益生菌因为有良好的促排便作用,能有效改善肠道内环境,所以作为治疗便秘的首选药物(图7)。

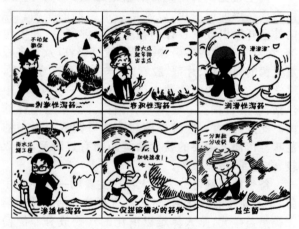

图7　便秘药物的选择

六、便秘的中医药治疗

1. 中医对便秘的认识

中医学对便秘的认识有着悠久的历史,早在2 000多年前的《内经》就有便秘的记载,那时,把便秘称之为"大便难"。中医学认为,便秘的原因主要是由于大肠的传送功能失职,大肠居于腹中,其上连小肠,其下接肛门。因为,大肠的主要功能是传化糟粕,大肠接受经过小肠泌别清浊后所剩下的食物残渣,再吸收多余的水分,形成粪便,由肛门排出体外。所以说,便秘是大肠的传导功能失职的主要表现之一,治疗便秘的根本在于改善或恢复大肠的传导功能。同时,中医学也认为,便秘的形成与肺、脾、胃、肾的关系相当密切。肺主宣发,是大肠得以濡润的基础,使大肠不致燥气太过;肺主肃降,是大肠传导功能的动力。肺藏魄,肛门又称"魄门",为肺气下通之门户,中医又有"肺与大肠相表里"的说法,可见肺与大肠的关系尤为密切,因此肺气肃降则大便通畅,出入有常,肺气上逆可致大肠腑气壅滞,而见大便秘结,腹痛腹胀。便秘与脾、胃的关系也相当密切:脾主运化,运即转运传输,化即消化吸收,运化即把水谷化为精微,供应滋养全身。同时亦运化水津,促进水液代谢。胃主受纳腐熟水谷,并主通降,由此可见脾、胃与大肠的关系最为密切,只有脾、胃功能正常,大肠才能发挥其正常功能。便秘与肾相关:肾开窍于后二阴,大肠的传导功能有赖于肾气的温煦和肾阴的滋润，便秘的形成与肾的功能正常与否关系密切。中医治疗便秘要宣肺、健脾、补肾。

2. 中医治疗便秘的原则

中医学治病，强调"急则治其标，缓则治其本"，就是说病情较急时，要首先解决症状，待病情缓和后，再解决其根本问题，治疗便秘也是这样。如病情较急，几天未便，则需想方设法先排便为主，可用开塞露、灌肠洗肠，甚至用手抠出。待排便后，再用药物，针对病因，辨证治疗。中医治疗便秘首先把便秘分为实秘和虚秘。所谓实秘就是实证便秘，主要特点是青壮年多见，发病急、病程短、病情重、合并症少，以大便干、次数少为主。主要表现为年轻气盛，腹胀腹痛，嗳气频作，面赤口臭，舌苔厚，多属实。虚秘就是虚证便秘，主要特点是中老年多见，发病缓、病程长、病症轻、合并症多，以排便困难为多见。主要表现为年高体弱，久病新产，粪质不干，欲便不出，便下无力，心悸气短，腰膝酸软，四肢不温，舌淡苔白或大便干结，潮热盗汗，舌红无苔，脉细数。

3. 便秘如何辨证论治

辨证论治是中医学临床诊断治疗疾病的思维方法和过程。通过四诊收集患者的病史、症状等临床资料，根据中医学理论进行综合分析，分辨出证候，并拟定治疗方法。便秘的辨证论治分型很多，归纳如表。

中医治疗便秘辨证论治表

	主证	治法	方剂	药物(单位:克)
肺热炽盛,大肠爆结	发热,面红口干,咳嗽气喘,大便干结,小便短赤,舌红苔黄,脉滑数	清热泻火,润肠通便	泻白散	地骨皮30,桑白皮30,甘草3
肺阴不足,大肠津枯	干咳少痰,口干咽燥,口渴思饮,皮肤不泽,毛发枯槁,手足心热,大便秘结	滋养肺阴,润燥通便	百合固金汤	生地黄6,熟地黄9,麦门冬5,百合3,芍药3,当归3,贝母3,甘草3,玄参2,桔梗2
肺气上逆,大肠气滞	咳喘有痰,胸闷气促,腹满胀痛,大便秘结	宣肺平喘,降气通便	苏子降气汤	紫苏子9,半夏9,前胡6,厚朴6,肉桂2,当归6,甘草4
肝气郁结,大肠气滞	胁肋胀满,情志不畅,腹胀嗳气,心烦食少,大便秘结	疏肝解郁,顺气行滞	六磨汤	槟榔10,沉香10,木香10,乌药10,枳壳10,大黄10
肝血不足,大肠失润	面色萎黄,头晕目花,脘腹胀满,大便秘结	滋养肝血,增液润肠	四物汤	当归10,川芎6,白芍10,熟地黄15
肝火炽热,大肠受灼	急躁易怒,口苦耳鸣,少腹满胀,口臭尿赤,大便秘结	泻肝降火,清热通便	龙胆泻肝汤	龙胆草6,柴胡6,泽泻12,车前子9,木通9,生地黄9,当归3,栀子9,黄芩9,甘草6

	主证	治法	方　剂	药物(单位:克)
肝经受寒,大肠失司	胃脘不适,时作呕恶,畏寒喜热,小便清长,大便秘结	温经散寒,调气润肠	吴茱萸汤	吴茱萸9,人参9,生姜18,大枣4枚
肾阴亏损,大肠失润	形体消瘦,腰膝酸软,眩晕耳鸣,大便干结	滋阴降火,滋润大肠	六味地黄丸	熟地黄10,山茱萸15,山药15,泽泻10,牡丹皮10,茯苓10
肾阳虚衰,大肠寒凝	腹中冷痛,得温则缓,四肢不温,小便清长,大便秘结	补肾壮阳,温润大肠	济川煎	当归9,牛膝6,肉苁蓉9,泽泻4,升麻3,枳壳3
脾胃积热,大肠燥结	口干口臭,腹胀腹痛,面红心烦,小便短赤,大便秘结	清热泻火,润肠通便	麻子仁丸	麻子仁15,白芍10,枳实10,大黄10,厚朴10,杏仁10
脾胃不和,大肠失运	食少纳呆,脘腹胀满,嗳腐吞酸,小便短赤,大便秘结	调和脾胃,消食导滞	枳实导滞丸	大黄10,枳实10,神曲10,茯苓12,黄芩10,泽泻10,黄连6
脾胃湿阻,大肠不通	大便不爽,时欲解而不出,头身重痛,脘腹痞满,舌淡苔腻,脉濡缓	温脾除湿,升阳健胃	升阳益胃汤	黄芪15,甘草5,人参10,陈皮6,柴胡3,白术10,半夏10,羌活10,独活10,防风10,白芍10,茯苓10,泽泻10,黄连10,生姜10,大枣10

续 表

	主 证	治 法	方 剂	药物(单位:克)
中气下陷, 大肠气滞	大便不干,排出困难, 临厕不出,努挣汗出, 气短懒言,舌淡苔白, 脉虚缓	补中益气, 升阳举陷	补中益气汤	黄芪 15,甘草 5,人参 10,当 归 10,陈皮 6, 升麻 3,柴胡 3, 白术 10

4. 内病外治除便秘

中医治疗便秘有多种方法,除了药物治疗外还有许多外治方法,如针灸、推拿、中药外敷、耳穴压豆、穴位埋线等中医外治法,这些方法无需服药,不会产生药物依赖性,运用方便,疗效明显,但各有其适应证,患者要根据自己的情况,去医院就诊治疗。

5. 针灸治疗便秘

针灸治疗便秘确有疗效,常用的穴位有大肠俞、天枢、支沟。同时,根据症状随证配穴,如热盛,加曲池、合谷穴;气滞,加中脘、太冲穴;气血两亏,加脾俞、胃俞、足三里穴;下焦虚寒,灸神阙、气海穴。治疗原则是虚证用补法,实证用泻法,寒证用灸法。

6. 贴肚脐治便秘

敷脐疗法同中医学其他疗法一样有着悠久的历史,我国最早的医书《五十二病方》中就有敷脐疗法的记载,之后历代医家均有论述。脐在经络系统中是一个重要的穴位,属于任脉,任脉为阴脉之海,与督脉、冲脉"一源而三歧",联系周身经脉,故中医有"脐通百脉"之说。现代医学研究表明,脐部皮肤表皮角质层较薄,屏障功能较差,并且脐下无脂肪组织,皮肤筋膜和腹膜直接相连,故渗透性较强,药物分子较易透过脐部皮肤的角质层,进入细胞间质,迅速弥散入血到达全身。临床上有较多的报告。

7. 耳穴压豆治疗便秘

耳穴贴压疗法是用质硬而光滑的植物种子或具有一定形状和质地的药物及制品黏贴在耳郭表面的穴位上,并施加一定压力,以达刺激耳穴、防治疾病的一种方法。此法是在耳毫针治疗疾病的基础上替代耳穴针刺或埋针的一种简易治疗法。它较耳穴针刺或埋针更为简便易行,安全可靠,无创伤,无不良反应,且能有持续刺激之效果,是目前临床最常用的一种耳穴治疗方法。中医脏腑经络理论是耳穴贴压疗法的主要理论基础。此外,耳与人体神经系统广泛的联系及全息生物学的理论,也为耳穴的应用提供了理论依据。耳穴贴压疗法治疗便秘,具有良好效果。

8. 埋线疗法是怎样治疗便秘的

穴位埋线疗法,是将不同型号的羊肠线,根据需要埋入不同的穴位,通过羊肠线对穴位的持续弱刺激作用(相当于持续留针),达到治疗疾病的目的。其机制是通过羊肠线的物理性和生物性刺激而起到治疗作用。埋线疗法是依靠刺激穴位引发经络的调节作用,从而改变人体内分泌及体内的神经体液平衡。现有研究表明,羊肠线对相关穴位的持续性刺激可以增强肠道平滑肌的张力及兴奋性,促进肠蠕动。由于针刺方法只能短时留针,不能起到持续性刺激作用,所以埋线疗法的治疗作用突出。穴位埋线法治疗便秘安全、无痛苦,是一种简便易行的、融多种疗法和多种效应于一体的复合性治疗方法。该法治疗便秘的临床疗效颇令人满意。

9. 治疗便秘有哪些中药

有通便作用的中药很多,一般分为几类,补益类有黄芪、生白术、当归、何首乌等。润肠类的有桃仁、火麻仁、郁李仁、柏子仁、黑芝麻等。理气类的有枳实、莱菔子、槟榔、沉香等。泻下类的有大黄、芒硝、决明子等。这些药物必须经中医辨证施论治应用,不可自行服用。

10. 治疗便秘有哪些中成药

治疗便秘的中成药很多,但大体上分为两类,一类是含有大黄类的中成药,所谓大黄类,不单指大黄,包括决明子、番泻叶、芦荟、何首乌等这些刺激性泻药。一类是不含这些药物的中成药。前一类药物在于缓解急性便秘,起效快,疗效好,但容易产生药物依赖性,不能久服,中病即止。后一类药物不易产生药物依赖性,相对来说,可以长期服用,但起效较慢,泻下作用不强。便秘患者无论选择哪一类药物,都应在医生的指导下应用。

11. 治疗便秘含大黄类的中成药有哪些

三黄片

【组　成】　大黄、黄芩、黄连。

【功　效】　清热泻火,润肠通便。

【主　治】　三焦热盛之大便秘结,并有口舌生疮,咽喉肿痛,心烦口渴等表现。

【用量用法】　每片 0.25 克,每次 4 片,每日 3 次,口服。

【使用说明】　本药具大苦大寒之性,清热力强,诸虚证之便秘不宜用。

麻仁润肠丸

【组　成】　火麻仁、杏仁、大黄、木香、白芍。
【功　效】　润肠通便。
【主　治】　大肠积热引起的津液不足,肠道失润所致的大便秘结。
【用量用法】　每丸 6 克,每次 1 丸,每日 2 次,口服。
【使用说明】
(1)忌食辛辣食物。
(2)脾胃虚寒者忌用。
(3)孕妇慎用。

复方芦荟胶囊

【组　成】　芦荟、青黛、朱砂、琥珀。
【功　效】　泻热通便,清肝宁心。
【主　治】　热结肠道引起的大便秘结,伴见口苦、心烦、夜寐不安等症。
【用量用法】　每粒 0.5 克,每次 2 粒,每日 1～2 次,口服。
【使用说明】
(1)孕妇慎用。
(2)朱砂含汞,有毒,不宜久服、过服。

地榆槐角丸

【组　成】　地榆、槐角、槐花、大黄、黄芩、地黄、当归、赤芍、红花、防风、芥穗、枳壳。
【功　效】　泻热通便,凉血止血。
【主　治】　大肠热盛引起的大便秘结或大便下血。
【用量用法】　每丸 9 克,每次 1 丸,每日 2 次,口服。

【使用说明】

(1)忌食辛辣食物。

(2)脾胃虚寒者忌用。

(3)孕妇慎用。

四消丸

【组　成】　牵牛子、五灵脂(炒)、香附(制)、熟大黄、猪牙皂、槟榔。

【功　效】　导滞通便,消水消痰,消食消气。

【主　治】　气滞停积所致之便秘。表现为大便干结,脘腹痞闷胀痛,舌苔白腻或黄腻,脉滑实。

【用量用法】　每百粒重 6 克,每袋 12 克,每次 6 克,每日 3 次,空腹温开水送服。

【使用说明】

(1)孕妇禁用。

(2)年老体弱及脾胃虚弱者慎用。

(3)本药攻下作用峻猛,辨证属实证者才可用之,并注意不宜久服、过服,要时刻注意对病情的影响。

当归龙荟丸

【组　成】　当归(酒炒)、龙胆草(酒炒)、芦荟、青黛、栀子、黄连(酒炒)、黄芩(酒炒)、黄柏(盐炒)、大黄(酒炒)、木香、麝香。

【功　效】　泻火通便。

【主　治】　肝胆火旺所致大便秘结,伴见心烦不宁,头晕目眩,耳鸣耳聋,胁肋疼痛,脘腹胀痛等症状。

【用量用法】　每 100 粒重 6 克,每袋 18 克,每次 6 克,每日 2 次,口服;蜜丸,每次 1 丸,每日 2 次。

【使用说明】

(1)孕妇禁用。

(2)体虚而无实火者不宜用。

（3）本药为大苦大寒之剂，过服、久服易损伤脾胃。

12. 治疗便秘不含大黄类的中成药有哪些

芪蓉润肠口服液

【组　　成】　黄芪、肉苁蓉、白术、太子参等。

【功　　效】　益气养阴，健脾滋肾，润肠通便。

【主　　治】　用于气阴两虚，脾肾不足，大肠失于濡润而致的虚证便秘。

【用法用量】　每次 20 毫升（1 支），每日 3 次，口服，或遵医嘱。

【注意事项】　实热病禁用，感冒发热时停服，孕妇慎用。

滋阴润肠口服液

【组　　成】　地黄。

【功　　效】　养阴清热，润肠通便。

【主　　治】　用于阴虚内热所致的大便干结，排便不畅，口干咽燥的辅助治疗。

【用法用量】　每次 10～20 毫升，每日 2 次，口服。

【禁忌证】　孕妇禁用。

【注意事项】

（1）饮食宜清淡，忌烟酒、辛辣、生冷、油腻食物。

（2）不宜在服药期间同时服用滋补性中药。

（3）有高血压、心脏病、肝病、糖尿病、肾病等慢性病严重者，应在医师指导下服用。

（4）服药 3 天症状未缓解，应去医院就诊。

（5）儿童、年老体弱者应在医师指导下服用。

（6）对本品过敏者禁用，过敏体质者慎用。

（7）本品性状发生改变时禁止使用。

(8)儿童必须在成年人监护下使用。

(9)请将本品放在儿童不能接触的地方。

(10)如正在使用其他药品,使用本品前请咨询医师或药师。

四磨汤口服液

【组　成】　木香、积壳、乌药、槟榔。

【功　效】　顺气降逆,消积止痛。

【主　治】　①腹部手术后及产后促进胃肠蠕动功能恢复。②小儿乳食内滞、腹胀、腹痛、啼哭不安、厌食纳差、大便秘结。③中老年气滞、食积证,脘腹胀满、腹痛、便秘。

【用法用量】　口服,成人每次 20 毫升,每日 3 次;新生儿每次 3～5 毫升,每日 3 次;幼儿每次 10 毫升,每日 3 次。

【禁忌证】　孕妇、肠梗阻、肠道肿瘤、消化道术后禁用。

【注意事项】

(1)饮食宜清淡,忌烟酒、辛辣、生冷、油腻食物。

(2)冬天服用时,可将药瓶放置温水中加温 5～8 分钟后服用。

(3)有高血压、心脏病、肝病、糖尿病、肾病等慢性病严重者,应在医师指导下服用。

(4)婴儿及年老体弱者应在医师指导下服用。

(5)患儿如腹胀腹痛或哭闹不安较重者,应及时去医院就诊。

(6)服药 3 天症状无缓解,应去医院就诊。

(7)对本品过敏者禁用,过敏体质者慎用。

(8)本品性状发生改变时禁止使用。

(9)儿童必须在成人的监护下使用。

(10)请将本品放在儿童不能接触的地方。

(11)如正在使用其他药品,使用本品前请咨询医师或药师。

桑葚膏

【组　成】　黑桑葚、蜂蜜。

【功　效】　润燥通大便，养血补肝肾。

【主　治】　血虚、肝肾阴虚及老年肠枯之大便秘结。

【用量用法】　每瓶 60 克、120 克、240 克。每次 15 克，每日 2 次，温开水冲服。

【使用说明】　脾胃虚寒者忌服。

13. 中药保留灌肠治疗便秘

中药保留灌肠是指将中药液体直接灌入直肠或结肠内，药物可通过直肠黏膜迅速吸收，发挥药效，以治疗全身或局部疾病。具有方法简便、易于推广、应用范围广、见效快、疗效可靠，无明显不良反应和毒副作用等优点。目前已被临床各科广泛采用。而且中药保留灌肠可以充分发挥中医学"辨证论治"特色。治疗便秘的灌肠中药需根据患者的病情选用不同的方药。

健脾的药方：炙黄芪 20 克，肉苁蓉 20 克，枳壳 15 克，枳实 15 克，生白术 15 克，陈皮 10 克。

理气的药方：桃仁 10 克，枳实 15 克，木香 10 克，槟榔 15 克，乌药 20 克，白芍 20 克。

润肠的药方：火麻仁 30 克，郁李仁 10 克，炒白术 30 克，杏仁 10 克，生甘草 6 克，厚朴 10 克，枳实 克，白芍 15 克。

无论什么样的方药，需经医生诊治后，在医生的指导下使用或由护士操作。

七、便秘的其他治疗

1. 生物反馈疗法

生物反馈是一种生物行为治疗方法,利用生物反馈机制,让患者根据自己观察到的自身的生理活动信息来调整自己的生理活动,并学习控制内脏器官活动,从而达到减轻或消除异常生理变化的目的。

生物反馈治疗是利用专门设备,采集自身生理活动信息加以处理、放大,用人们熟悉的视觉或听觉信号显示,使受训者准确地看到或听到自身生理活动,要求受训者"认识自我"。在认识自我的条件下,通过无数次的反馈,不断地正反尝试,学会随意控制生理活动,对偏离正常范围的生理活动加以纠正。简单地说,生物反馈的目的就是要求受训者"改变自我"。

生物反馈来治疗便秘主要是针对排便困难的患者,这些患者主要表现为排便困难,特别费力,不能自行排出,必须用开塞露,甚至用手抠出粪便,主要是由于排便时肛门括约肌不松弛,肛门直肠压力检测出现反向收缩,即排便时肛门括约肌不松弛,反而收缩。治疗过程是使用任何一种能记录肛门直肠压力或肛门外括约肌(EAS)的肌电图(EMG)活性的设备,利用测压反馈、肌电图反馈或二者组合为有效的生物反馈训练提供感性的信息。

多年的临床研究也肯定该治疗的疗效。与传统治疗相比,它具有相对非侵入性、易忍受、治疗费用低、门诊治疗等优点。

2. 大肠水疗

大肠水疗俗称"洗肠"，是指通过专门的设备经肛门向大肠内注入净化处理过的温水，对整个大肠进行清洁灌洗的一种治疗和保健的方法。自古至今，中西医皆有"大肠为百病之源的说法"，洗肠之法，古已有之。据文献记载，人类从公元前 1500 年始就利用结肠灌洗治疗某些疾病。但是，现代大肠水疗的广泛应用是近 20 年的事情，随着科学技术的不断进步，越来越多的高洁净、高功效、高享受的大肠水疗仪器应运而生。

大肠水疗的主要功效就是协助人体及时地和更完全地排出粪便和大肠内的有害物质。因此，便秘是大肠水疗最主要的适应证之一。所谓便秘，是指排便次数少，一般来说指每周排便少于 3 次或是指粪便干燥或不干燥，但排出困难，排便时间延长等。大肠水疗治疗便秘，主要体现在以下几个方面。①协助患者及时地排出粪便。通过反复地向肠腔内注水、排水，加以腹部合适的按摩，使粪便及时排出体外。②彻底清除肠腔内滞留的宿便。一些肠腔内滞留的宿便，隐藏在大肠的黏膜皱襞中，一般很难排出体外，大肠水疗是反复地、长时间地（45 分钟以上）注水和排水，并且有一定的压力，不断地清洁肠道，故能使其排出体外。③软化肠腔内干硬的粪便。由于反复向肠腔内注入温水，可使肠腔内干硬的粪便逐渐软化而被排出体外。④恢复肠黏膜的正常分泌功能。大肠水疗可以软化消除肠黏膜表面的硬结层，恢复肠黏膜的正常分泌，促进结肠的运动，从而恢复正常排便功能。⑤改善便秘引起的症状。

3. 如何应用开塞露

开塞露是治疗便秘的一种常用的外用药，临床上常用的开塞露有两种制剂,一种是甘油制剂,另一种是山梨醇制剂。两种制剂成分不同,但原理基本一样,都是利用甘油或山梨醇的高浓度,即高渗作用,软化大便,刺激肠壁,反射性地引起排便反应,再加上其具有润滑作用,能使大便容易排出。

使用时要注意以下几个问题,使用时要深呼气,松弛肛门,先在肛门部挤出一点,使其润滑,然后缓慢插入开塞露的头部,用力挤压,将液体全部挤入直肠内,之后用卫生纸压住肛门,不要松开开塞露,将其拔出,否则会把已挤出的开塞露液体再次吸入管内。因开塞露的头部(塞入肛内部分)较硬,千万注意不能用力插入,以防损伤肛门直肠,引起出血或感染。开塞露一定要放在儿童不能够及的地方,以防儿童误用。另外,还有一种大的开塞露,也叫甘油灌肠剂,其内容物也为甘油,但容量较大,一般为110毫升,其头部(塞入肛内部分)较软,较长,可用于较为严重的便秘患者。

需要提醒的是,开塞露为便秘患者应急之用,绝不能长期使用,否则会产生依赖性,导致不用开塞露就不能自行排便。

4. 手术疗法

前面已经说过,便秘是一个复杂的问题,有的便秘是功能性便秘,有的便秘属器质性便秘,对于器质性便秘要根据患者的情况,由医生决定是否手术治疗。对于功能性便秘,一般无需手术治疗。还有一种情况,即出口梗阻型便秘,包括几种具体的疾病,如"直肠前突"、"直肠黏膜脱垂"等,是否手术,不能一概而论,有的可能是长期便秘的后果,也可能是长期滥用泻药的结果,有时手术后便秘症状并不能改善,所以,对于这种情形,患者一定要慎重考虑。

5. 心理疗法

慢性功能性便秘发病机制不仅与肠道动力异常直接相关,精神心理因素也具有重要地位。精神心理因素在慢性功能性便秘中的发病机制尚不十分清楚,可能与通过大脑皮质影响下丘脑及自主神经系统,从而使肠蠕动和肠管张力减弱有关。心理障碍尤其焦虑可增加盆底肌群的紧张度,从而引起排便时肛门直肠矛盾运动。

(1)支持疗法:是心理医生应用心理学知识和方法,采取劝导、启发、支持、同情、保证等方式,帮助和指导病人分析认识当前所面临的问题,使其发挥自己最大的潜力和优势,正确面对各种困难或心理压力,从而达到治疗目的。

(2)认知行为治疗:是让病人认识和找出不良想法、感觉及行为,充分了解应激、情绪、症状三者之间的关系,从而改善自身异常的心理和行为,使其向更为合适、理性的方向发展。

(3)放松疗法:是一种通过训练有意识地控制自身的心理生理活动、降低唤醒水平、改善机体功能的心理治疗方法。它通过肌肉收缩、放松的反复交替练习,使受训者体验到紧张和松弛,最后达到心身放松的目的。

6. 锻炼疗法

(1)锻炼膈肌运动:为增强膈肌功能,可采用腹式呼吸锻炼法,即吸气时,鼓腹并放松肛门和会阴;呼气时,收缩并缩紧肛门和会阴,尽力呼尽气时稍加停顿,再进行深吸气。如此反复 6~8 次,每天练习 2~3 次。

(2)锻炼腹肌运动:坐在床上,两腿伸直,脚尖绷直,两手向后扶床撑住身体,双腿向上抬 30~50 厘米,坚持一段时间,时间的长短,循序渐进,由短逐渐加长,重复做2～3次。由于这些情况只能躺在床上练习的,可以将腿抬高,最少要达到与身体或床成90°,只有这样才会达到锻炼腹肌的目的。此运动适合初学者和年龄较大的人,腰痛患者尤为适宜,但要注意避免运动强度大而造成腰部不适。20岁左右每次做50下,30岁左右每次做30下,40岁以上每次做20下。每日2次,在早晚空腹时做。

(3)肛门会阴运动:是在主动意识支配下,通过收缩-放松-收缩肛门和会阴进行锻炼的方法。肛门会阴运动可增强肛门外括约肌、耻骨直肠肌、肛提肌等随意舒缩功能,从而增强排便动力,使排便通畅,利于预防和治疗便秘。同时,坚持锻炼缩肛运动,还有强身健体作用。

常用的肛门会阴运动有以下几种:①随意收缩肛门和会阴5秒钟,再舒张5秒钟,连续进行5分钟,每天2～3次。缩肛时吸气并稍屏气闭嘴,意守丹田;放松舒张时,慢慢呼气。②仰卧屈膝,抬头,右手伸到左膝,然后松弛,复原;再屈膝抬头,左手伸到右膝,松弛复原,如此反复练10～15次,每天可练2次。③仰卧,向内收缩腹部,并将臀部紧缩,持续5分钟,然后放松,再重复做。连续练习5分钟,每天2～3次。④坐位深呼吸法,深吸气时紧缩臀部和肛门;呼气时松弛。如此随深呼吸连续做10～30次;或站立收腹提肛,然后放松,再收腹提肛,反复练习10～30次;或步行时有意做提肛运动。

八、便秘的防治

1. 合理饮食"三多三少"

(1)多进食:只有足够的进食量,才能增加粪便数量,促进肠蠕动,促进排便。

(2)多饮水:晨起喝杯温开水(快速喝水效果更好),有助于清洁和刺激肠道蠕动,使大便变软而易于排出。每天饮水量不少于8杯(1 500毫升),最好喝些绿茶,有利粪便排出。

(3)多吃富含膳食纤维的食物:如新鲜蔬菜、水果、麦麸或全麦面粉。膳食纤维可减少结肠对水分的吸收使粪便变软、变粗,刺激结肠运动而防治便秘。菌藻类(如海带、蘑菇、木耳、紫菜等)、豆类(黄豆、豌豆、蚕豆等)、芝麻、竹笋,以及一些蔬菜、瓜果中膳食纤维含量最丰富。必要时可以每天服1~2次膳食纤维制剂。美国饮食协会建议成年人每天摄取食物纤维20~35克,便秘患者则至少30克。如果用心选择食物,一天要获取纤维30克并不困难。例如,半杯绿豆可提供5克,1个小苹果提供3克,1碗燕麦提供13克(图8)。

(4)少食辛辣刺激性食物:某些刺激性食物对肠道有抑制麻痹作用,从而影响排便,如浓茶、辣椒、咖啡等。

(5)少食零食:有些人不正常饮食,吃饭没有规律,见饭就饱,以吃零食为主,天长日久,则会损伤肠胃功能,引起便秘。

(6)少吸烟饮酒:吸烟饮酒也会刺激肠道,引起便秘。

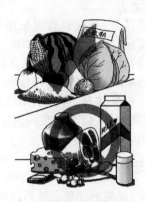

图8　多吃含纤维素食物

2. 正常排便"三要三忌"

（1）要定时排便：早晨起床后，一般人结肠会产生集团运动，将粪便推入直肠而引起便意（称起立反射），故每天起床后排便一次最好。但每个人的排便习惯不一样，有的在餐后容易排便（称胃结肠反射），无论什么习惯，定时每天一次最好。因此，无论有无便意，不妨餐后蹲5分钟。假以时日，即可形成排便生物钟反馈。

（2）忌强忍大便：生活中，许多人早已习惯了方便时才上厕所，而不是依照体内的反应。然而，忍便会逐渐使结肠对便意的反射弱化，导致便秘。因此，千万不要强行抑制便意（忍大便），要做到有便意就排。

（3）要"速战速决"：实际上排便动作所需时间极短，2～3个排便动作约1分钟，如果超过3～5分钟后，仍无便意，应停止排便。

（4）忌蹲厕过久：坐在马桶上不应读书看报，便时不应分散注意力。

(5)要轻松排便:排便时首先酝酿便意,然后随其自然,轻松排出。如无便意,也不应强行排便。

(6)忌过度排便:过度排便会使直肠或盆底出现病变。要按照排便动作规律进行排便,即前一个排便动作完成后,稍事休息,等产生第二次排便感时,再做第二个排便动作,切不可在两次排便动作的间歇期强行排便。

3. 生活起居"三常三戒"

(1)常欢笑:长期的忧郁哀愁可以引起胃肠功能紊乱和便秘。中医学有怒伤肝,思伤脾,忧伤肺,恐伤肾,喜伤心之说,长期不良的情绪可引起五脏六腑的疾病。笑是调节情绪的最好方法,可以帮助治疗包括便秘在内的许多疾病。笑虽不能代替药的作用,但它可以有效地调节和稳定情绪,良好情绪既能使机体各系统功能得到改善,又能提高药物在体内的效力,从而达到祛病的目的。

(2)常洗澡:洗澡不但可清洁身体,还可以促进全身细胞的新陈代谢,改善内分泌,亦可消除神经紧张和疲劳。日常洗澡的水温以 40℃ 为宜,太热易使皮脂过多脱落;洗澡的时间以 10 分钟最适合,至于洗澡的次数因身体条件和环境而不同,但每天可以洗澡 1 次。

(3)常运动:运动可增加腹肌张力和胃肠道蠕动,改善排便动力不足。早晨散步、慢跑、做深呼吸、活动腰肢等,有促进消化和排便的作用。俗话说"活动活动,大便自通"。参加休闲娱乐活动,适当体力劳动,不仅有利于强壮身体,还可使胃肠活动增加,增强食欲,使膈肌、腹肌、肛提肌得到锻炼,提高排便辅助肌的收缩力。另外，还能提高肠道的蠕动能力，因而提高排便动力，预防和治疗便秘。经常劳动的农村老年人和经常进行运动的人很少患便秘，而城市中的许多老年人因懒于活动而容易便秘。运动锻炼要结合个人的年龄、性别、体质、兴趣等，选择适宜的锻炼方式，持之以恒。运动的特点是"动"，动则谷气得消、血脉流通，也就是说，运动能使大便保持通畅。以下介绍两种预防并治疗便秘的锻炼方法。①医疗体操。主要是增强腹肌及骨盆肌的力量，因为腹肌收缩有力，腹内压增加，就利于排便。站立：可做原地高抬腿步行，深蹲起立，腹背运动，踢腿运动和转体运动。仰卧位：可轮流抬起一条腿或同时抬起两腿，稍停后放下，两腿轮流屈伸，模仿踏自行车动作，举两腿由内向外划圆圈等。②快步行或慢跑。此运动等同于肠道按摩，可促进肠道蠕动，有助于解除便秘。体力较差者可在早餐后散步 15 分钟再去排便。

（4）戒熬夜：长时间熬夜，身体的生理节奏会被打乱，造成自主神经功能失调，从而引起肠道功能紊乱，导致便秘。因此要保持规律的生活、充足的睡眠，早起早睡，不能熬夜太久。

（5）戒劳累：避免疲劳过度，安排好生活与工作，避免过于紧张和劳累，要做到劳逸结合，起居有常；生活轻松，精神愉快。疲劳过度多指在工作、生活、学习、家务中过度繁忙劳累或在进行一项活动或工作时超过自己所能负担的限度，如经常工作到深夜、睡眠不足、家务或应酬过多、旅途疲劳未能得到充分休息等。疲劳能使机体处于虚弱和被动的状态，消耗体力和精力，打乱人的正常生理活动规律，抑制排便反射从而引起便秘。中医学认为，过度疲劳包括三个方面：劳力过度、劳心过度、房劳过度，这三个方面均可导致便秘的发生。

（6）戒劣习：戒除不良生活习惯和不良嗜好，也是防治便秘的一个重要因素。例如，吸毒或运用兴奋剂等均会引起严重的便秘，因毒品或兴奋剂的一个严重不良反应就是便秘，而且治疗上比较困难。嗜酒也会引起便秘，赌博者长时间忍便等也是便秘的一个原因。还有男同性恋、过度手淫等这些习惯也是便秘的原因，因为同性恋者肛交，可能损伤肛门，也可能引起肛管直肠的慢性炎症，则会出现肛门下坠、排便不尽、排便困难等便秘表现，过度手淫可能引起慢性前列腺炎，同样会出现不同程度的便秘症状。因此，对于这些不良习惯一定要戒除。

4. 活动活动，大便自通

（1）步行：在清晨步行，起床后立即到户外快速步行 30 分钟，体力较差者，可在早餐后散步 15 分钟左右，然后喝一杯白开水，再上厕所大便。

（2）太极拳：练习太极拳可调节神经功能，疏通气血，调达肝气，保持胃肠运动的良好神经调节等。因此，太极拳对于功能性便秘是一种简便易行、有效的运动疗法。对于长期从事静坐少动性工作的人，经常练习太极拳还可以预防便秘的发生。

（3）跳绳：这是一项简单易行，不需特殊场所和设备便可开展的运动。由于跳绳时腹部肌肉配合提腿跳动，腹内脏器随跳动而进行"振荡运动"，使腹肌、膈肌、胃肠平滑肌、盆腔肌肉、肛提肌和括约肌等普遍得到锻炼和运动，可促进胃肠蠕动，使参与排便动作的肌群保持张力，防止排便动力不足，预防便秘。跳绳时开始要慢一些，跳一会儿，休息一会儿。

经过一段时间锻炼,加快速度,5分钟后做放松活动或散步,像其他的体育锻炼一样,只要持之以恒,一定会见到效果。

5. 按揉按揉,便秘自除

(1)按摩腹部:仰卧,屈曲两膝,两手搓热后,左手放在肚脐上,右手放在左手手背上,以肚脐为中心,顺时针方向按揉,开始轻揉,以后逐渐加重。每日2～3次,每次15分钟。

(2)按摩穴位:按摩足三里,每晚睡前排除杂念,自然呼吸,自行按摩足三里穴10分钟(顺时针按摩5分钟,逆时针按摩5分钟)。

(3)指压穴位:取天枢穴,即脐旁2寸,左右各一,用左右两拇指按压左右天枢穴,力度以轻度压迫为宜,待有便意后如厕,病人无法完成时可由他人协助完成(图9)。

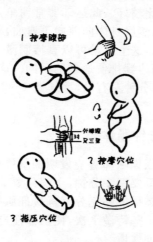

1 按摩腹部

2 按摩穴位

3 指压穴位

图9 中医手法治疗便秘

6. 防治便秘"操"练起来

(1)防治便秘操:①呼吸运动。仰卧,膝弯曲,两臂平放于身体两侧。做深呼吸运动15～20次。②屈腿运动。仰卧,两腿伸直,两手自然平放。两腿屈膝,并尽力将两腿往身体的方向拉,使大腿贴向腹部,然后再回到准备姿势。③踏车运动。仰卧,两腿伸直,两臂向外展。两腿同时往上举,然后再回到准备姿势。重复做10～15次,中间可休息一会儿,往上举时两腿必须伸直。④仰卧起坐。仰卧起坐做10～20次,中间可休息几次。体弱或腹肌较弱者,坐起时双手可伸直碰到脚尖,或双手支撑地面以帮助起坐。

(2)大肠弯曲症患者的保健操:大肠比较长,而且走行弯弯曲曲,即使没有患病,有时也会造成肠道内容物排出不畅的情况。对于大肠弯曲症的患者,做弯腰运动比较好。此运动非常简单,就是患者采取直立形式,然后身体向前向下弯曲,双手触地,身体呈折叠状。这个运动可以直接刺激大肠,促使大肠蠕动,从而达到排便通畅的目的。这个体操应在每次饭后30分钟左右做,反复做1～2次效果比较好。

7. 七分钟肠体操

英国人汉斯·布鲁克发明的肠体操共有7节,每一节体操只要做1分钟,全部只要7分钟就可以完成。这套体操能够充分锻炼腹部肌肉,坚持锻炼3～7天,每天坚持做1次,便能够使自己从便秘体质转换为快便体质。

(1)摇晃吊床运动:①仰卧在地板或垫上,双膝弯曲,脚底紧贴地板,脚跟尽量往臀部的方向靠近。双腿分开约 30 厘米,两手放在身体的两旁。②将臀部从地板上抬高约 5 厘米,用头部、肩膀和双腿支撑身体的重量。③把身体当作摇床,将臀部左右摇摆。运动中要调均呼吸。左右摇摆各 10 次之后,将臀部再慢慢地放回地板上休息。重复同样的动作 6 次。

特别提醒:本节体操会让肠道有很大的扭曲,对于弛缓性便秘患者来说,会有从外侧往内侧紧绷起来的效果。这一运动同时会摇动肠中内容物,故会刺激肠的内壁,使肠蠕动的力量更大。扭曲的身体也会刺激腹部,有助于提高腹肌力量。

(2)使腹部紧张和缓和的运动:①平躺在地板上,双腿伸直,两手的手掌贴住地板放于背后,紧缩下巴,抬头。②在膝盖上用力与双腿同时抬高,双腿离地板 30~45 厘米。用臀部与手支撑全身的平衡,注意不要让膝盖弯曲。③同时将肩膀与双腿放下,此时膝盖也是用力伸直的。④肩膀、双腿同时放置于地板上,让腹部稍稍休息。重复以上动作 5 次。

特别提醒:本节体操可以收缩、锻炼最容易运动不足的下腹部肌肉。如果腹肌没有足够的力量,反而会伤害到腹肌。因此,腹肌没有足够力量的人,可从跳过本节体操,待腹肌改善后再做本节体操。

(3)抽水机运动:①将背部贴在地板上,仰卧,让全身肌肉尽量放松。不要移动肩膀与肋骨,只要振动腹部肌肉。②将双手贴在腹部,集中意识,用力于腹部肌肉使之紧张,同时将下腹部的肌肉往上提。重复同样的动作 12 次。在紧缩腹部肌肉的同时吸入少许的空气,在放松的时候吐出。稍稍休息后略加速重复上述动作再做,共12次。

特别提醒:本节体操主要是增强大肠内壁的运动。弛缓性或痉挛性便秘是由于肠道蠕动迟钝造成的,只要恢复原有的蠕动就可以了。因运动不足所引起的便秘者,可先从本节体操试做。

(4)压迫侧面运动:①站立,将双手放置于腰上,双腿分开约15厘米,脚尖稍微向外张开。②紧缩下腹部,拾起左脚脚跟,左脚脚尖着地,身体往左侧弯曲。这时要强力压迫左侧的腹肌,但胸部的肌肉仍然保持放松状态。伸腿,膝盖伸直不可弯曲。此时,手不一定要放于腰上,垂下也可以。③右侧重复相同的动作。左、右各进行20次,合计为40次即可。慢慢做运动,用鼻子轻轻地吸气、呼气,不能急躁。

特别提醒:本节体操可以强化两边的腹肌,同时对肠内壁也会起到刺激作用,对刺激排便有很大的帮助。

(5)腹部的缩进与恢复运动:①双膝并跪于地板上,双手放置于地板上。在膝盖下面放置坐垫或小枕头会比较舒适。②轻轻地吐气并紧缩腹部。同时轻轻地把头往下垂,让身体成弓状。③将头向上扬,恢复原来的姿势。初学者做6次,以后可以做到18次。刚开始时动作可以比较缓慢,逐渐加快速度。如果面对镜子,一边做一边观看腹部紧缩、放松情形的话,效果会更好。

特别提醒:本节体操对于背部姿势不正确有矫正作用,可以减轻肠的负担,让肠道活动恢复正常。当然,本节体操对肠内壁有较大的刺激作用,故可刺激排便。

(6)腰部回转运动:①站在有靠背的椅子后

50～60 厘米，双手紧抓住椅背，手臂尽量伸直。②尽情地摇晃臀部，将腰往左边转，然后往右边转，持续 30～40 秒钟，这时要尽量注意紧缩小腹，保持头部不动，将手臂尽量伸直，双脚用力贴住地板。刚开始可以动作较慢，以后再加快速度。

特别提醒：本节体操能帮助已经松弛的腹部再次紧缩，所以，每天持续做这个运动，可锻炼腹肌，而且还能帮助排便。

（7）腹式呼吸运动：①双腿张开约 10 厘米，双手伸开放置于肋骨下方。②用鼻持续吸气并使空气遍布于整个胸腔，在紧缩小腹的同时用双手轻轻将肋骨提起。③一边呼气一边将肋骨轻轻往下放松，待空气完全呼出后休息一会儿。重复同样的动作 4～6 次。

特别提醒：如果能够一边做体操，一边意念自己"做这个体操一定会治好我的便秘"，可达事半功倍的效果。本节体操的基本姿势是站立，如果躺在床上做也同样有效。

8. 合理用药"三要三不要"

（1）要在医生指导下用药：①造成便秘的原因非常复杂，有许多严重的疾病可能出现便秘的症状，如急性阑尾炎、急性肠梗阻、肠套叠、肛周脓肿等，应急时去医院治疗，如自以为是便秘，服些泻药治疗，那就大错特错了，不仅会贻误病情甚至危及生命。②任何一种通便药物都有其特定的服用剂量、使用方法和适应证，必须在医生指导下使用才能避免药物的毒副作用并取得良好的治疗效果。可以说没有任何一种通便药能随意使用，俗话说"是药三分毒"，如果不听医生的忠告，轻率地服用药物，不但不能使便秘得到有效治疗,还可能造成不良后果。③某些特定的人群,如孕妇便秘、婴幼儿便秘、身体虚弱的老年人便秘,以及高血压、心脏病、脑血管病等疾病患者便秘,不仅仅是个简单的通便问题。如何使孕妇保持大便通畅又保证胎儿正常发育?如何治疗婴幼儿便秘又保证其苗壮成长?怎样才能使体虚的老人顺利排便又有益于他们的健康?怎样通过治疗便秘促进患有各种疾病的病人康复?这些问题都需要医生来解答。因此,在医生的指导下用药治疗便秘最安全,最可靠并能取得最佳疗效。

(2)要了解便秘药物的应用原则:选择通便药物,要遵循的原则是,①天然无毒、有效成分准确定量。②不腹泻,软便。③安全可靠、无不良反应、无依赖性。④价格合理、适宜家庭备用。⑤孕妇用药对子宫无刺激性,不产生致畸、致突变作用。⑥不引起婴儿腹泻及其他不良反应。⑦安全性高,耐受性好。⑧补充膳食纤维,增强肠道动力,能够重建规律的排便习惯。

(3)要知道泻药不是减肥药:不少女士为了身材苗条而服用减肥产品,但这些减肥产品大都含有通便的成分,如大黄类刺激性泻药,而刺激性泻药就是造成泻药性便秘的主要元凶。长期应用刺激性泻药,如大黄、芦荟、决明子、番泻叶等含蒽醌类及其衍生物的药,可因减弱直肠的排便反射引起弛缓性便秘。

(4)不要图“一时之快”:有些人有了便秘,在服用某种泻药后便秘好了,以为该泻药疗效好,以后再有便秘就长期服用;有些人因患肛门疾病,为了减轻疼痛也长期服用泻药。殊不知,这样的方法只能是竭泽而渔。泻药虽能暂时帮助排便,但若长期使用会造成结肠神经细胞损伤,导致肠动力降低,对药物形成依赖,从而加重便秘。医学上有个名词叫做"泻药性便秘",是一种慢性顽固性便秘,就是指长期服用某些泻药后,引起或加重便秘的情况。

(5)不要轻信广告传言:由于便秘的患病率高,而大多数患者又是一知半解,有些患者还觉得不好意思去就诊,往往通过听广播、看电视和读报纸来了解有关知识,自行用药,轻信广告,按图索骥,结果可想而知。更有甚者,宁相信街头小报、电线杆广告或听别的患者介绍,也不听医生的劝告。殊不知,便秘是一个非常复杂的问题,非专科医生对其了解也不是很多,更何况是患者。因此,决不能自作主张,自行用药,否则将是自找苦吃。

(6)不要滥用泻药:当前,滥用泻药的患者越来越多,其原因主要有以下几方面:①为了减肥而长期服用泻药或者某些减肥药中含有泻药成分。②认为粪便中含有大量有毒物质,为了排毒而长期服用泻药。③认为服用泻药可以美容,而长期用泻药。④因偶尔的一次便秘,而服用某种泻药后,而自认为疗效好,以后再有便秘而长期服用。⑤追求服用泻药后排便时的快感。⑥因患有肛门疾病,为了减轻疼痛而长期服用泻药。⑦医源性滥用泻药。国内外资料均已表明,滥用泻药是便秘形成的一个重要原因。而滥用泻药的结果是使便秘更加严重,其主要机制是长期服用泻药,对结肠平滑肌神经细胞的损伤,从而导致结肠对肠内容物刺激的反应性降低,使结肠运动功能紊乱而发生便秘。但对其详细的病理机制,目前尚未研究清楚。泻药的种类很多,常用的容积性泻药、润滑性泻药和刺激性泻药均有一定的不良反应,特别是刺激性泻药几乎都含有蒽醌类物质,如果导片、大黄、番泻叶、芦荟、决明子等,长期服用不但会导致"泻药依赖"而且还可能引起结肠黑变病,并损害肠神经系统,使结肠的动力减弱,从而形成了泻药性便秘。因此,切忌不能滥用泻药(图10)。

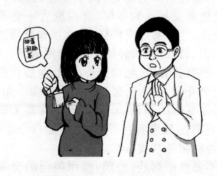

图 10 不要滥用泻药

9. 便秘防治歌

便秘症常见,表现不一般,
大便次数少,粪便硬又干,
蹲厕时间长,排便有困难,
病情虽不重,诱发其他病。
病因有多样,饮食最相关,
进食少而精,饮水量不行,
体育活动少,心情不安宁,
年老又体弱,百病且缠身。
便秘有多种,临床分二型,
结肠慢传输,出口有梗阻。
如若有此病,早去医院诊,
为了明病因,检查必须行,

结肠镜检查，排粪时造影，
明确诊断后，治疗方向明。
中西药结合，疗效显又灵，
不可滥用药，以防加病情。

九、便秘的饮食宜忌

1. 便秘患者宜吃哪些食物

(1)红薯:性平,味甘。具有补中和血、益气生津、健脾胃、通便秘的功效。适用于习惯性便秘、面色萎黄、肌肉松软、四肢水肿、月经不调、小儿疳积、遗精等症。

(2)粟米:性凉,味甘、咸,陈者性寒,味苦。具有滋养肾气、和中健脾、下气除热止泻的功效。适用于便秘、反胃、呕吐、腹泻、口渴等症。粟米是良好的滋补佳品。粟米富含色氨酸,且还含极易被消化的淀粉,进食粟米食品后能使人很快产生饱感,可促进人体胰岛素的分泌,进一步提高进入脑内色氨酸的数量,有助于安眠。

(3)粳米:性平,味甘。具有健脾和胃、益精强志、益气除烦、聪耳明目、缓和五脏、生津止渴的功效。适用于便秘、脾胃虚弱及各种虚弱等症。

(4)小麦:性凉,味甘。具有清热除烦、养心安神、益肾、止渴、补虚损、厚肠胃、通便的功效。适用于便秘、失眠、脏躁、骨蒸潮热、盗汗、咽干舌燥、小便不利等症。炒面或炒焦的面制品可止泻痢。

(5)荞麦:性凉,味甘。具有开胃宽肠、下气消积、除烦利湿、清热解毒的功效。适用于便秘、心腹胀闷疼痛、腹泻、痢疾、绞肠痧、带下、痈疮、丹毒、烫火伤等症。荞麦一次不可吃得过多,否则会造成消化不良。脾胃虚寒者不宜服用。

(6)莜麦:性平,味甘。具有益肝和脾、补虚止汗、通便、降血糖、降血压功效。适用于便秘、糖尿病等病症。脾胃虚弱者不宜多食。

(7)玉米:性平,味甘。具有通便利湿、降压消脂的功效。适用于胃肠积滞、便秘、水肿、黄疸、痢疾、泄泻等症。玉米所含蛋白质、脂肪和各种维生素都超过了粳米和白面。玉米中所含的脂肪为不饱和脂肪酸,有利于人体内脂肪与胆固醇的正常代谢,对高血压病、动脉硬化、冠心病等病症,有一定防治作用。玉米含有丰富的蛋白质及大量不饱和脂肪酸及卵磷脂,故有利于降低胆固醇。玉米中缺少某些重要的氨基酸,如色氨酸、赖氨酸等,而豆类、粳米、白面中含量较高,可以弥补玉米的这种不足。因此,科学的吃法是将玉米与豆类、粳米、面粉等混合吃,以提高其营养价值。

(8)豆芽:性寒、凉,味甘。具有补益气血、清热解毒、通便的功效。适用于便秘等患者。现代研究表明,豆芽中的膳食纤维能保持大便通畅,并能防止结肠癌及其他一些癌变。此外,豆芽还是一种美容食品,可使皮肤变得洁白细嫩。黄豆芽常用来做热菜,可以炒、烧、煮、汆等。烹调时宜用大火速成,并放点醋,以保持豆芽的脆嫩,并可减少维生素 C 的损失。豆芽性寒凉,脾胃虚寒者忌食。

(9)芹菜:性凉,味甘、苦。具有醒脑健神,润肺止咳,破瘀散结,消肿解毒,通便降压的功效。可用于尿血、头风痛、高血压病、糖尿病、失眠、妇女带下、产后出血、便秘等症。现代研究表明,芹菜中含有较丰富的膳食纤维,对预防便秘有一定的作用。芹菜性偏凉,脾胃虚弱、消化吸收不良、大便稀溏不成形及消化生溃疡患者宜少食芹菜。低血压者也不宜多吃芹菜。

(10)韭菜:性温,味甘、辛。具有温中行气、健胃提神、温肾阳暖腰膝、散瘀解毒、活血止血、通便止泻、调和脏腑的功效。适用于盗汗、遗尿、尿频、阳痿、遗精、噎膈、反胃、便秘、下痢、腹痛、妇女月经病,以及跌打损伤、吐血、鼻出血等症。现代研究表明,韭菜中的膳食纤维可促进肠蠕动,有通便和降低血胆固醇的作用。韭菜质柔嫩而味辛香,既可作为调味的香料又可入馔作主料、配料。韭菜不宜过食以免上火,胃虚有热、阴虚火旺者忌食。夏韭纤维增多,不易被消化吸收,易引起胃肠不适,胃病及大便稀溏者慎食。

(11)青菜:性凉,味甘。具有散血消肿、清热解毒、通利肠胃的功效。适用于便秘、肺热咳嗽、丹毒、漆疮等症。现代研究表明,青菜中含有较丰富的膳食纤维,多吃青菜对便秘患者有利。青菜性偏凉,夏季食用可消暑开胃,但脾胃虚寒者不宜。

(12)菠菜:性凉,味甘。具有利五脏、通肠胃、开胸膈、下气调中、止渴润燥的功效。适用于便秘、小便不畅、出血、便血、贫血、肺结核、高血压病、糖尿病、夜盲症等病症。现代研究表明,菠菜中的膳食纤维含量丰富,对便秘患者有利。菠菜的涩味即是草酸较多的缘故。菠菜是甘凉之菜,脾胃虚寒者宜少食,结石患者忌食。

(13)卷心菜:性平,味甘。具有利五脏、调六腑、填脑髓的功效。适用于便秘、消化道溃疡、动脉硬化、胆石症等症。现代研究表明,卷心菜中的膳食纤维含量较多,对防治便秘有益。

(14)白菜:是大众菜。性微寒,味甘,具有解毒除热。通利肠胃的功能。凡心烦口渴,大便不畅,小便黄少者均可常食白菜。白菜中含有较多粗纤维,可以促进肠壁的蠕动,帮助消化,防止大便干燥。白菜中还含有多种维生素,尤以维生素 C 较多。

(15)番茄:性平,味甘、酸。具有生津止渴、消食通便、凉血平肝、清热解毒的功效。适用于便秘、高血压病、眼底出血、热性病发热、口干渴、食欲缺乏等症。现代研究表明,番茄中的膳食纤维丰富,可促进胃肠蠕动和促进胆固醇由消化道排出体外,因而具有降低血胆固醇和通便的作用。

(16)茄子:性寒、凉,味甘。具有清热活血、止痛消肿、祛风通络、利尿通便的功效。适用于便秘、肠风便血、小便不利、乳头破裂、冻疮、口疮、蛇伤等。现代研究表明,茄子中的膳食纤维含量较高,有较好的通便作用。寒凉脾虚泄泻、消化不良者不宜多食。

(17)胡萝卜:性平,味甘。具有健脾、化滞、下气、补中、利肠通便、安五脏的功效。适用于便秘、消化不良、咳嗽等症,并可防治夜盲症、角膜干燥症、皮肤干燥、头发干脆易脱落等维生素 A 缺乏症。现代研究发现,胡萝卜中膳食纤维含量较高,有利于通便排便。胡萝卜素是一种脂溶性物质,食用胡萝卜时要多放点油,或与肉类一同烹调。生吃胡萝卜不易消化,约有 90％ 的胡萝卜素随粪便排泄掉。

(18)萝卜:性凉,味辛、甘。具有消食顺气、醒酒化痰、治喘止渴、利尿散瘀、补虚通便的功效。适用于食积胀满、咳嗽多痰、胸闷气喘、消渴、吐血、出血、便秘、偏正头痛等症。现代研究表明,萝卜中的膳食纤维能刺激肠胃蠕动,减少粪便在肠道内停留的时间,保持大便通畅,有助于防治便秘,并预防肠癌的发生。萝卜的理气作用特强,正在服用人参等补气药物者不宜食用萝卜。

(19)洋葱:性温,味辛、辣。具有温肺化痰、解毒杀虫的功效。适用于便秘、腹中冷痛、宿食不消、高血压病、高脂血症、糖尿病等症。现代研究表明,洋葱中膳食纤维较为丰富,有利于排便。

(20)香菇:性平,味甘。具有益气补虚、健脾养胃、托发痘疹的功效。适用于年老体弱、久病体虚、食欲缺乏、气短乏力、吐泻乏力、小便频数、痘疹不出、高血压病、动脉硬化、糖尿病、佝偻病、高脂血症、便秘、贫血、肿瘤等。现代研究表明,香菇中含有较高的膳食纤维,能防治便秘。

(21)黄瓜:性寒,味甘。具有清热解渴、通便利尿、减肥美容的功效。适用于便秘、烦热口干、小便不畅、四肢水肿、腹胀等症。现代研究表明,黄瓜中含有一种挥发性芳香油,因而产生清香味,可以刺激人们增加食欲。黄瓜中还含有较多的膳食纤维,有利于通便。黄瓜性寒,脾胃虚寒者不宜多食。

(22)银耳:性平,味甘、淡。具有润肺生津、滋阴养胃、益气和血、补肾益精、强心健脑的功效,适用于便秘、便血、高血压病、肿瘤、体虚气弱、肺热咳嗽、久咳喉痒、咳痰带血、妇女月经不调、食欲缺乏等病症。现代研究表明,银耳中所含的膳食纤维和胶质有利于防治便秘。

(23)大枣:性温,味甘。具有养胃健脾、益血壮身、益气生津的功效。适用于便秘、便溏、胃虚食少、心悸怔忡、妇女脏燥等症。痰热咳嗽者忌服。

(24)松子:性微温,味甘。具有滋养强壮、润肺止咳、滑肠通便、熄风的功效。适用于便秘、病后体虚、肺燥咳嗽等症。现代研究表明,松子仁的黄藤素对金黄色葡萄球菌、白色念珠菌、抗酸分枝杆菌、痢疾杆菌、大肠埃希菌等有抑制作用。脾虚便溏、肾亏遗精、湿痰较甚者均不宜多食松子。

(25)核桃仁：性温，味甘。具有补肾固精、温肺定喘、润肠通便等功效。适用于便秘、肾虚喘咳、腰痛脚软、阳痿、遗精、小便频等症。现代研究表明，核桃仁中含有丰富的不饱和脂肪酸，能通便润肠，防止便秘。口干、口苦、手足心发热者不宜多吃，特别是不能吃炒过的核桃仁。喘咳黄痰或大便稀溏时不宜食用。

2. 便秘患者不能吃哪些食物

(1)忌过食富含蛋白质和钙质的食物：乳类、乳制品、瘦肉类、鱼类、虾皮、蛋黄、咸蛋、松花蛋、动物软骨、豆类等都含有大量的蛋白质或钙质。若摄入过多，会致使大便呈碱性，干燥而量少，难以排出。因此，在保证营养的情况下尽量少吃。

(2)忌食物过于精细：若肉、蛋、奶等吃得过多，而粗粮、蔬菜等植物纤维吃得太少，以及水分摄入不足，会导致肠中食物残渣对肠壁的机械性刺激减少，不足以起排便反射。

(3)忌烟酒及辛辣食物：烟、酒、咖啡、浓茶、生姜、韭菜、狗肉、羊肉、鸡肉、香菜、芹菜等辛辣温热食物，会使胃肠燥热内结，津液不布，燥屎结滞，因此不宜过多吃。特别是浓茶，含有鞣酸和咖啡因等物质，能减少胃肠道的分泌与蠕动，有一定的收敛作用，若在便秘期间大量饮用，则可使症状加重。

(4)忌过多吃糖：糖能减弱胃肠道的蠕动，加重便秘。并可加重痔疮、肛瘘等肛肠疾病的不适症状。

(5)忌过多食用胀气食物和难消化食物：应适当控制食用干豆类、洋葱、土豆等胀气食物和难消化食物，以免影响胃肠道消化功能或产生肠胃道的不适感。

3. 喝茶能治便秘吗

药茶又称茶剂,即将中草药(单位或复方)或食物与茶叶配用或代茶冲泡、煎煮饮服,以治疗疾病或保健养生。

红糖通便茶

【配　方】　红糖 10 克,茶叶 5 克。

【功　效】　补虚、清热、通便。

【适应证】　病后大便不通。

【制　法】　取红糖 10 克,茶叶 5 克,加 200 毫升沸水冲泡,待红糖充分溶解后饮用。

【服　法】　每日 3 次,饭后服用。

蜂蜜通便茶

【配　方】　蜂蜜 10 克,茶叶 5 克。

【功　效】　清热解毒,润肠通便。

【适应证】　大便秘结。

【制　法】　取蜂蜜 10 克,茶叶 5 克,加 200 毫升沸水冲泡,待蜂蜜充分溶解后饮用。

【服　法】　代茶饮。

青梅干茶

【配　方】　青梅干 3 枚。

【功　效】　促进胃液分泌,促进肠内乳酸菌繁殖,加强胃肠蠕动。

【适应证】　各种便秘。

【制　法】　取青梅干 3 枚,加沸水 200 毫升冲泡。

【服　法】　代茶饮。因含盐分,高血压等病人不宜饮用过多。

核桃山楂茶

【配　方】　核桃仁 200 克,山楂 60 克,砂糖300 克。

【功　效】　润肠除燥通便。

【适应证】　老年性便秘。

【制　法】　核桃仁以水浸泡 30 分钟后洗净,重新加入少量清水并磨成浆,稀释调匀待用;山楂冲洗干净,装入锅内,加入适量清水在火上煎熬 2 次,每次 30 分钟,过滤去渣,取汁浓缩至约 1 000 毫升。锅洗净置火上,倒入山楂汁,加入白糖搅拌,待白糖彻底溶化后,再缓缓倒入核桃浆,边倒边搅拌均匀,烧至微沸出锅装碗即成。

【服　法】　每次 50～100 毫升,每日 2 次。

木耳芝麻茶

【配　方】　黑木耳 100 克,黑芝麻 30 克。

【功　效】　润肠通便。

【适应证】　燥热便秘。

【制　法】　将锅洗净烧热,将黑木耳 100 克下入锅中,不断地翻炒,待颜色变深,略带焦味时,起锅装入碗内待用;复将黑芝麻,炒出香味,然后加入清水 1.5 升,将炒过的黑木耳及芝麻同煮,用中火烧沸30 分钟后起锅,将渣滓过滤,将滤液装入碗内即成。

【服　法】　每次 50～100 毫升,每日 2 次。

芝麻通便茶

【配　方】　黑芝麻 10 克,茶叶 5 克。

【功　效】　清热解毒,润肠通便。

【适应证】　肠燥便秘。

【制　法】　将黑芝麻置锅中炒香,晾凉后装入器皿备用。取黑芝麻 10 克,茶叶 5 克,加沸水冲泡后饮用。

【服　法】　代茶饮。

黑豆茶

【配　方】　黑豆 100 克,绿茶 30 克,食盐 3 克。

【功　效】　补益止汗,滋补肾脏,补肝明目,滋阴润肌,利水消肿,解毒。

【适应证】　各种便秘。

【制　法】　先将黑豆加 2 倍水,浸泡 1 晚;然后将三者放在锅中,用中火烧沸后改用文火熬煮 2 小时;最后滤掉渣滓,取汁倒入容器中,冷却后放在冰箱中保存。

【服　法】　每次 100 毫升,每日 3 次,连续饮用 1 个月才有效果。

杜仲叶茶

【配　方】　杜仲叶 50 克。

【功　效】　降脂,降压,减肥,抗衰老,利尿,通便。

【适应证】　便秘、肥胖。

【制　法】　取杜仲叶 50 克,加水 1 000 毫升于锅中煮沸,滤掉渣滓,备用。

【服　法】　饭后或口渴时代茶饮用。

桑叶茶

【配　方】　桑叶 5 克。

【功　效】　清热去火,促进胃肠蠕动。

【适应证】　热秘,胃肠功能弱的便秘。

【制　法】　取桑叶5克,加沸水200毫升冲泡。

【服　法】　每餐前饮用1杯。

枇杷叶茶

【配　方】　枇杷叶5克。

【功　效】　健胃助运,调节胃肠功能。

【适应证】　胃肠功能弱的便秘。

【制　法】　取枇杷叶5克,加沸水200毫升冲泡。

【服　法】　代茶饮。

锁阳通便煎

【配　方】　锁阳、当归、火麻仁各30克,蜂蜜15克。

【功　效】　补肾壮阳,益精润肠。

【适应证】　大便燥结,习惯性便秘。

【制　法】　上药前3味加水于锅中煮沸取汁,后调入蜂蜜,待蜂蜜充分溶解后即可饮用。

【服　法】　每次100毫升,每日3次。

苁蓉通便煎

【配　方】　肉苁蓉、当归、火麻仁各30克,蜂蜜15克。

【功　效】　补肾壮阳,润肠通便。

【适应证】　大便燥结,习惯性便秘。

【制　法】　上药前3味加水于锅中煮沸取汁,后调入蜂蜜,待蜂蜜充分溶解后即可饮用。

【服　法】　每次100毫升,每日3次。

4. 哪些药粥能治疗便秘

酥蜜粥

【配　方】　酥油 30 克,蜂蜜 15 克,大米 100克。

【功　效】　益气养血,润燥通便。

【适应证】　大便干结难解。

【制　法】　将大米放入沙锅内加水熬煮,待滚沸后倒入酥油及蜂蜜,待酥油及蜂蜜充分溶解后即可。

【服　法】　晚餐食用。

红薯粥

【配　方】　红薯 300 克,大米 150 克。

【功　效】　健脾养胃,益气通乳,润肠通便。

【适应证】　脾胃虚弱之便秘。

【制　法】　将红薯洗净,去皮,切成块;大米淘洗净。共入锅中,加水煮粥。

【服　法】　可随三餐食用。

甘蔗粥

【配　方】　甘蔗汁 1 500 毫升,高粱米 400 克。

【功　效】　清邪热,生津液,通大便。

【适应证】　热秘。

【制　法】　先将新鲜甘蔗刷洗干净,切成小段后压榨取汁;然后将高粱米淘洗干净,下入锅内,倒入甘蔗汁,在中火上煮成薄粥。

【服　法】　每日早晨空腹食用。

蜂蜜瓜子粥

【配　方】　炒西瓜子仁、蜂蜜各 15 克，糯米 100 克。

【功　效】　清热，润肠通便。

【适应证】　热秘。

【制　法】　用糯米煮粥，待粥将熟时，加入西瓜子仁和蜂蜜，待蜂蜜充分溶解后即可。

【服　法】　早餐食用。

蜂蜜芝麻粥

【配　方】　蜂蜜、芝麻各 30 克，大米 100 克。

【功　效】　补益肝肾，养血和血，润肠通便。

【适应证】　肝肾阴虚，肠燥便秘。

【制　法】　将芝麻、大米分别淘洗干净，加清水 1 000 毫升，用旺火烧沸，然后转用小火熬煮成粥。粥熟时，调入蜂蜜，拌匀即可食用。

【服　法】　可作为晚餐食用。

桃仁粳米粥

【配　方】　桃仁(去皮尖)9 克，粳米 50 克。

【功　效】　活血，通便，止痒。

【适应证】　中老年人便秘，皮肤瘙痒症。

【制　法】　将桃仁研碎备用，与粳米同入沙锅熬煮成粥。

【服　法】　可作为晚餐或点心食。

核桃粥

【配　方】　核桃仁 30 克，大米 100 克。

【功　效】　补肾，益肺，润肠。

【适应证】　肾亏腰痛，大便燥结，慢性便秘等症。

【制　法】　先将核桃砸碎；取肉捣碎备用，然后与大米一同放入沙锅内加适量清水熬煮，用武火烧沸后，改用文火煮至米烂成粥即可。

【服　法】　每日晚餐食用。

松子粥

【配　方】　松子仁 20 克，大米 100 克。

【功　效】　补虚，养阴，润肺，滑肠。

【适应证】　肺气亏虚便秘、慢性便秘等。

【制　法】　将松子仁研碎，与大米共同放入沙锅中熬煮成粥即可。

【服　法】　可作早、晚餐或点心食用。

冰糖桑葚粥

【配　方】　药用桑葚 30 克（或新鲜桑葚 60 克），大米 100 克，冰糖 15 克。

【功　效】　养血，滋肾，补肝。

【适应证】　肠燥便秘。

【制　法】　先将桑葚浸泡洗净，后与大米同入沙锅熬煮成粥，待粥熟后加冰糖搅拌，至冰糖充分溶解后即可。

【服　法】　可随三餐食用。

白菜粥

【配　方】　大白菜 50 克，大米 100 克，食盐、味精、香油各适量。

【功　效】　补充食物纤维，促进胃肠蠕动，利于排便。

【适应证】 各种便秘。

【制　法】 将白菜洗净,切碎备用,将大米放入沙锅内熬煮,待滚沸后倒入白菜烫熟,出锅前加味精、食盐和香油拌匀即可。

【服　法】 可随三餐食用。

葱白粥

【配　方】 葱白2根,猪油渣50克,大米100克,食盐、味精各适量。

【功　效】 温肠散寒。

【适应证】 虚寒便秘。

【制　法】 将大米、葱白、猪油渣共同放入沙锅内熬煮,待粥熟后将味精、食盐加入粥内即可。

【服　法】 可作早餐食用。

西红柿粥

【配　方】 西红柿30克,奶油15克,蜂蜜15克,大米100克。

【功　效】 养身耐寒,润肠通便。

【适应证】 各种便秘。

【制　法】 西红柿洗净、切碎备用,将大米放入沙锅内熬煮,待滚沸后倒入西红柿、奶油及蜂蜜,待奶油及蜂蜜充分溶解后即可。

【服　法】 可作早、晚餐食用。

苁蓉羊肉粥

【配　方】 羊肉、大米各100克,肉苁蓉12克,葱白2根,生姜3片,食盐少许。

【功　效】 补肾助阳,润肠通便。

【适应证】 老年人阳虚便秘。

【制　法】　先分别将肉苁蓉、羊肉洗净后切碎；再用沙锅煎肉苁蓉，去渣取汁，入羊肉、大米同煮，待煮沸后，加入生姜、葱白、食盐煮为稀粥。

【服　法】　早餐食用。

紫苏麻仁粥

【配　方】　紫苏子、麻子仁、蜂蜜各 15 克，大米 100 克。

【功　效】　润肠通便。

【适应证】　老年人、产妇及病后体弱大便燥结者。

【制　法】　将紫苏子、麻子仁洗净捣碎后用水煮，滤净渣滓，取汁备用；大米熬煮成粥，出锅前加入药汁同煮，最后调入蜂蜜，待蜂蜜充分溶解后即成。

【服　法】　晨起空腹食用。

郁李薏仁粥

【配　方】　郁李仁 9 克，薏苡仁 30 克，大米 60 克。

【功　效】　补充食物纤维，促进胃肠蠕动，润燥滑肠，利于排便。

【适应证】　大肠气滞，大便燥涩不通。

【制　法】　将郁李仁洗净，研碎，加清水适量，用中火煮 15 分钟，滤掉渣滓，取汁待用；薏苡仁与大米加适量清水入沙锅内，用文火煮至粥成后倒入药汁搅匀即可。

【服　法】　每日早餐食用。

柏李粥

【配　方】　柏子仁、郁李仁、蜂蜜各 15 克，大米

100 克。

【功　效】　润肠通便,养心安神,利水消肿。

【适应证】　慢性便秘。

【加　工】　将柏子仁、郁李仁洗净,捣碎后用水煮,滤净渣滓。取汁备用,大米熬煮成粥,出锅前加入药汁同煮,最后调入蜂蜜,待蜂蜜充分溶解后即成。

【服　法】　晚餐食用。

人参茯苓粥

【配　方】　人参、麦门冬各 6 克,茯苓 10 克,大米 50 克。

【功　效】　补中益气,滋养胃阴。

【适应证】　胃阴不足之便秘。

【制　法】　先将前 3 味药加水煎取汁,然后将大米淘洗干净,放进药汁煮成粥。

【服　法】　可作早餐食用。

参芪麻蜜粥

【配　方】　人参 5 克,炙黄芪 30 克,麻子仁 9 克,蜂蜜 15 克,大米 100 克。

【功　效】　益气润肠。

【适应证】　气虚便秘。

【制　法】　先将黄芪、人参、麻子仁入沙锅,用武火煎沸,再用文火煎成浓汁留取待用。大米熬煮成粥,出锅前加入药汁同煮,最后调入蜂蜜,待蜂蜜充分溶解后即成。

【服　法】　每日 2 次,早、晚餐食用。

5. 哪些水果有利于缓解便秘

(1)猕猴桃:性寒,味甘、酸。具有解热止渴、利尿通淋、和胃通便的功效。适用于便秘、烦热、消渴、黄疸、石淋、痔疮等症。脾胃虚寒者应慎食,先兆性流产、月经过多和尿频者忌食。

(2)苹果:性平,味甘、酸。具有补心益气、增强记忆、生津止渴、止泻润肺、健胃通便、除烦解暑、醒酒的功效。现代研究表明,苹果中含较多的膳食纤维,有利于防止便秘。

(3)梨:性凉,味甘、微酸。具有清心润肺、利大小肠、止咳消痰、清喉降火、除烦解渴、润燥消风、醒酒解毒的功效,适用于便秘、咳嗽等症。胃寒、脾虚泄泻及肺寒咳嗽者忌食。

(4)桃:性微温,味甘、酸。具有生津润肠、活血消极的功效。适用于肠燥便秘瘀血肿块、肝脾肿大等症。多食桃子易生痈疖,凡内热有疮、面部痤疮之人宜少食。

(5)杏:性温,味酸、甘。具有润肺定喘、生津止渴、通便的功效。适用于咳嗽、烦渴、食欲欠佳、便秘等症。

(6)山楂:性微温,味酸、甘。具有消积食、散瘀血、驱绦虫、止痢疾、化痰浊、解毒活血、提神醒脑、清胃通便的功效。适用于便秘、肉积、痰饮、泻痢、肠风、腰痛、疝气、产后恶露不尽、小儿乳食停滞等症。

(7)杨梅:性温,味甘、酸。具有生津止渴、和胃通便、行气止痛的功效。适用于便秘、烦渴、腹痛、呕吐、痢疾、刀伤出血、烫火伤等症。过多食用杨梅会损齿及筋,血热火旺体质者尤其不能多食,多食令人发热、发疮、生痰。

(8)橘：性凉，味甘、酸。具有开胃理气、止咳润肺、通便醒酒的功效。适用于便秘、胸膈痞满、呕逆食少等症。橘子除供鲜食外，橘子性凉，风寒咳嗽及痰饮者不宜食用。

(9)柑：性凉，味甘、酸。具有生津止渴、醒酒、通便、利尿的功效。适用于胸热烦满、胃热口渴、便秘、小便不利等症。柑子性凉，脾胃虚寒者忌服。

(10)橙：性凉，味甘、酸。具有生津止渴、帮助消化、和胃止痛、通便的功效。适用于便秘、饮酒过度、消化不良、胃气不和、恶心呕逆等症。橙不宜多吃，免伤肝气。

(11)西瓜：性寒，味甘。具有清热解暑、除烦止渴、润肠通便、利尿消肿、减肥美容的功效，适用于便秘、小便失利、暑热烦渴、热盛津伤、喉痹、口疮、痒夏、中暑、高血压病、肾炎、尿路感染、醉酒等症。西瓜毕竟是生冷之品，不可过多食用，尤其是脾虚胃弱中寒之人，更应引起重视。

(12)桑葚：性微寒，味甘。具有养血滋阴、补益肝肾、祛湿解痹、聪耳明目、通便的功效。适用于便秘、病后体虚、贫血、自汗、盗汗、闭经、风湿性关节痛、遗精、须发早白、肺虚干咳、阴虚潮热及醉酒等。湿滞中焦、脘腹胀满、食少便溏者忌用。

6. 如何设计便秘患者食谱

(1)培养良好的饮食习惯：不挑食、偏食，食谱要广，以保证营养素及膳食纤维等的广泛来源。食谱要经常变化，以便增强食欲。每个正常人首先要养成良好的饮食习惯，预防便秘发生。良好的饮食习惯应从小就培养，不然孩子从小就养成偏食、挑食习惯，长大后就不容易纠正了。应多吃富含膳食纤维的食物,多吃蔬菜、水果。每天早晨可空腹喝一大杯淡盐开水,同时应当每日保证足够的饮食摄入量以刺激肠蠕动。正常人每千克体重约需 100 毫克膳食纤维来维持正常排便,便秘患者应适当增加其摄入量,多吃些含膳食纤维的蔬菜、水果和谷物,如芹菜、韭菜、菠菜、丝瓜、香蕉、鸭梨及杂粮等。在食物中,蜂蜜、脂肪类食物也有较好的通便作用,特别是植物油,如花生油、豆油、芝麻油、菜子油等。

(2)注意调配饮食:脾胃为人体后天之本,调饮食,保胃气,是起居疗法的重要原则,也是预防便秘的重要措施。中医典籍《黄帝内经》一书中指出:"五谷为养,五果为助,五畜为益,五菜为充,气味合而服之,以补益精气。此五者,有辛酸甘苦咸,各有所利……"因此,正常人的饮食也要做到粗粮细粮须搭配,谷类豆类经常吃,蔬菜瓜果不间断,食物结构要合理;牛奶中含有易被消化道分解的乳糖等润便成分,如能早餐前喝一杯,既可通便,又富营养,对老年人、病后便秘尤为适宜。但不宜过多吃糖,因高渗糖利尿后,易大便干燥。浓茶烈酒要回避,油、盐、酱、醋、糖、味精,调节花样增口味;辣椒、葱、姜应适量,暴饮暴食要切忌;饮食调理莫忽视,体健长寿防便秘。

(3)要多喝水:摄入充足的水分可以使肠腔内保持足够软化大便的水分,这对保持肠道通畅和正常排便是很有好处的。补充水分的最好时间就是早晨刚刚起来。人体夜间睡觉醒来就会睁开眼睛,然后起床,这些运动是刺激大肠蠕动的第一步。再饮上一大杯温开水来刺激休眠了一夜的神经,使其集中在排便的反射上,肠的蠕动也会由此加强。早晨起来后饮水,可以使水分进入大肠的内容物中。大肠内容物是食品经过消化后所残留下来的渣滓,如果大肠的内容物中含有很多纤维成分,将会吸收很多的水分,使大肠内容物软化。但是要记住只有大肠内容物中含有很多的纤维才会达到软化的目的。所以,在饮食中要有富含膳食纤维的食品。

(4)早晨起来后一定要吃早餐:要重视早餐的摄入量,以促进清晨的胃肠蠕动。不要因为时间不多或嫌麻烦而不吃早餐。因为吃了早餐后,食物进到胃中,会引起胃-结肠反射,大肠为了排泄而加强蠕动,从而产生便意,对防止便秘有一定作用。